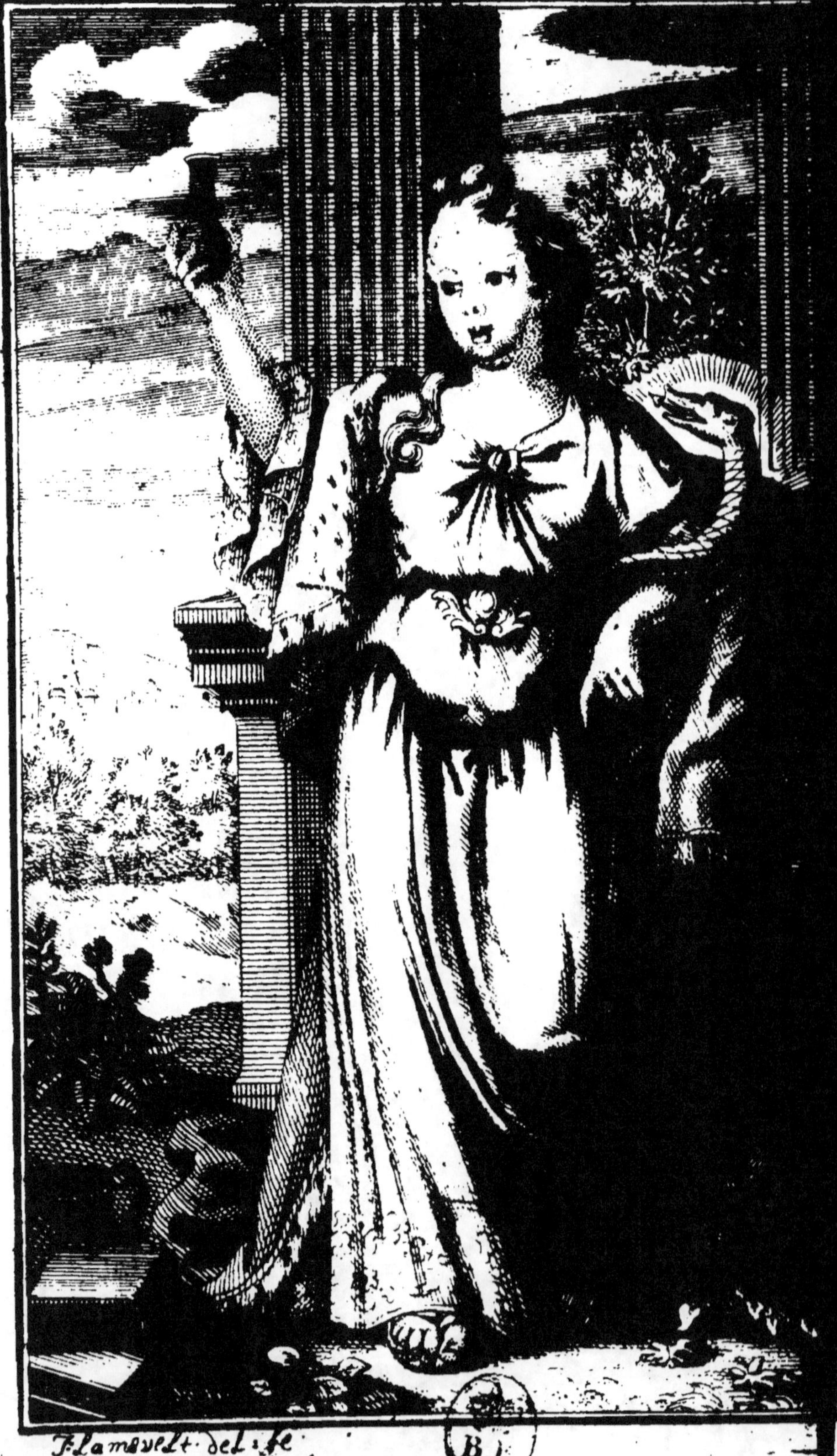
F. Lamoult del. fe

NOUVEAUX SECRETS

Expérimentez, pour conserver

LA BEAUTÉ

DES DAMES,

Et pour guérir plusieurs sortes

DE MALADIES.

Tirez des Mémoires de M. le Chevalier Digby, Chancelier de la Reine d'Angleterre.

Avec un Discours touchant la guérison des Playes, par la Poudre de Sympathie.

TOME I.

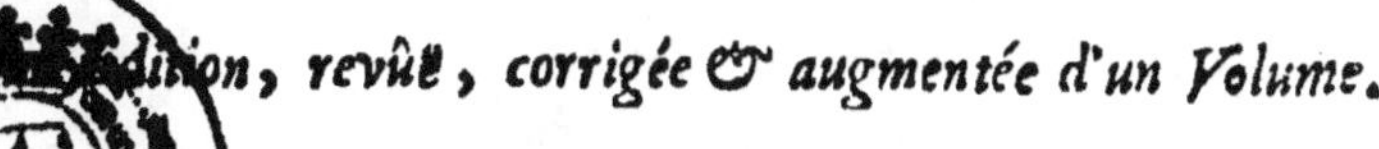

Nouvelle Edition, revûë, corrigée & augmentée d'un Volume.

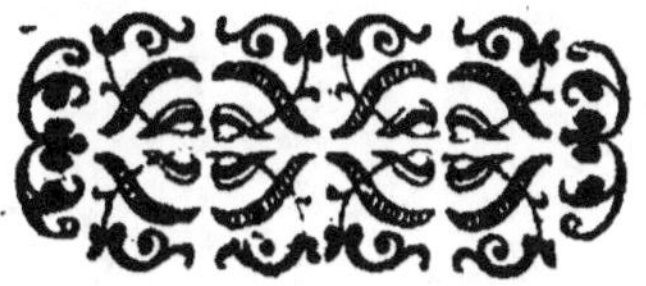

A LA HAYE,

Chez ÈTIENNE FOULQUE Marchand
Libraire, dans le Poote.

M. DCC.

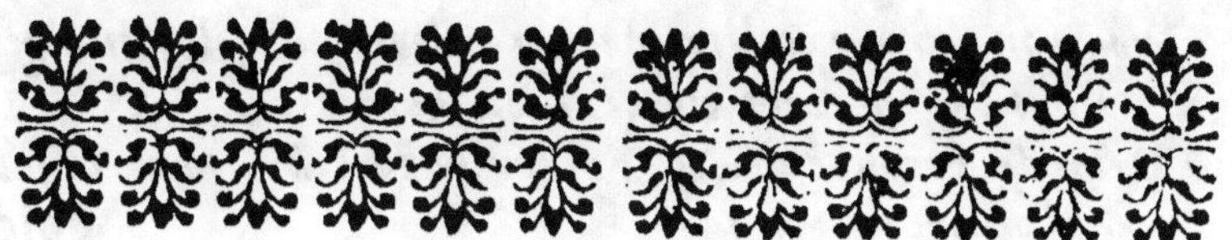

TABLE

Des Secrets & Remédes contenus dans le Premier Volume.

TABLE

TABLE

Eau

DES MATIERES.

Autre

TABLE

Reméde

DES MATIERES.

Tome I.   **   Autre

TABLE

DES MATIERES.

TABLE

DES MATIERES.

** 3   Tein-

TABLE

Fin de la Table du premier Volume.

NOU-

NOUVEAUX SECRETS

POUR CONSERVER

LA BEAUTE'

DES DAMES,

Et pour guérir plufieurs fortes

DE MALADIES.

Poudre médecinale de la Comteffe de Kent,
laquelle a des vertus furprenantes.

PRENEZ les extrémitez noires des ferres de Cancres, pendant que le Soleil eft au figne Cancer, quatre onces : yeux de Cancres, fel de perles, fel de Corail, de chacun une once, Carabé un demie once, Racine de Contrayerva, Viperina, Virginiana, de chacune fix dragmes : Befoard Oriental trois dragmes : de l'os qui fe trouve au cœur des Cerfs, quatre fcrupules, réduifez tout en poudre déliée, & arroufez les ferres & les yeux de Carabes ou Cancres,

cres, avec un peu de jus de Citron pour les faire
un peu fermenter & les ouvrir. Le lendemain
mêlez bien le tout, y ajoûtant deux scrupules
d'extrait de safran Anglois, & versez sur la masse en l'incorporant, trois ou quatre cueillerées
d'esprit de miel, & s'il a attiré la teinture d'or,
il en sera beaucoup meilleur, & avec gelée de
peaux de Vipéres que sécherez à l'ombre pour la
faire plus spécifique contre les poisons. Ajoûtez
à cette composition une once de poudre ou Tro-
chisque de Vipéres. La doze est de vingt-cinq à
trente grains. En une extrémité de peste, on
peut en prendre jusques à quarante. Cette poudre est diaphoretique & résiste à toute corruption :
excellente en toutes maladies contagieuses & épi-
dimiques : en toutes fiévres, petite vérolle, rougeole : admirable en l'indigestion où le ventricu-
le ne fait pas sa fonction. Spécifique pour empêcher les vapeurs de monter au cerveau, & pour
morsure de chiens enragez, empêche l'effet du
vin pour enyvrer, corrobore toute la nature,
chassant par transpirations les mauvaises humeurs,
& a toutes les vertus, mais en plus éminent degré, que la pierre de Bésoar ou Contrayerva.

*Reméde excellent, sudorifique, somnifere & cordial,
avec lequel on guérit toute sorte de fiévres, quoti-
diennes, tierces, quartes, chaudes & pestilentes
Comme aussi tous maux de tête, flux de ventre & flux
de sang.*

PRenez une once de sel de Tartre, qui sera dissout dans une pinte d'eau-de-vie à petit feu,
l'espace d'un demi jour au plus, puis filtrez-la par
le papier gris une fois seulement, prenez aprés
une once de bon Opium bien choisi, que couperez

rez par petites tranches, & ferez fecher à l'air,
ou à petite chaleur de cendres ou de fable , &
étant coupé en morceaux fort menus, mettez-le
dans une bouteille de verre , & verfez deffus une
pinte d'eau-de-vie , bouchez bien ladite bouteille avec un linge & veffie , & la mettez en digeftion au Soleil en Eté , l'efpace de vingt-quatre
heures, & en Hyver à petite chaleur de feu : puis
filtrez comme ci-devant, & y joignez la diffolution du fel de Tartre fufdit , & la mettrez derechef à petite chaleur pour fix ou fept heures ou environ, aprés filtrez à double papier; réïtérez la
filtration jufqu'à-ce qu'il ne refte plus de feces fur
le papier , alors tout l'Opium fera bien purifié ,
vous mettrez infufer dans cette liqueur une demie
once de Safran , & huit ou dix grains de fel de
perles dans chaque doze en la prenant.

Mais il faut remarquer , qu'en toute forte de
fiévres il eft néceffaire de purger le corps de fes plus
gros excrémens avec les Médecines fuivantes.

Prenez poudre de racine de Jalap demi dragme,
crême de Tartre un fcrupule en fine poudre , mêlez-les enfemble , & incorporez avec firop de
Rofes laxatif, & le faites prendre au malade le
matin à jeun.

Médecine purgative pour les perfonnes délicates.

PRenez raifin de racine de Jalap vingt ou vingt-
quatre grains , crême de Tartre dix ou douze
grains , mêlez avec firop de Rofes laxatif , &
le prenez le matin à jeun.

Mais lors qu'il y a flux de ventre, ou de fang;
il ne faut pas purger , mais feulement prendre
la liqueur fufdite.

Il faut fe fervir de ce reméde de cette forte;

sçavoir , purger , par éxemple , le lundi matin ; mardi au foir ayant foupé légérement , en vous couchant prenez une cueillerée , ou une & demie , jufques à deux de cette teinture , mêlée avec vin blanc ou autre vehicule convenable : Pour les petits enfans il n'en faut que trois ou quatre goutes avec du lait de leurs nourrices. Le malade ne boira rien du tout la nuit , fi ce n'eft que la chaleur & féchereffe de fa bouche ne l'oblige de prendre une cueillerée de vin. Le lendemain matin il prendra une rôtie au vin & au fucre , & fe tiendra bien couvert pour pouvoir fuer ; la fueur étant entiérement paffée , vous lui donnerez fon repas , & ayant changé chaudement de linge qu'il fe léve , mais qu'il ne forte point de la chambre ce jour là. Jeudi matin purgez derechef , ou fi c'eft le jour de vôtre accés , au lieu de purgation prenez de l'Antimoine diaphorétique de nôtre invention , & vendredi au foir reprenez une doze de la liqueur. Suivant cet ordre , avec l'aide de Dieu , vous ferez guéri.

Cette Médecine rétablit les forces perduës , donne auffi-tôt une certaine joye & fatisfaction intérieure ; Elle guérit auffi la colique douloureufe , le grand mal de dents , les Catharres , la Toux facheufe , la Paffion hiftorique , les douleurs de ventre , les vomiffemens , la Colére & les Poulmons.

La maniére de s'en fervir pour le mal de dents , eft d'en prendre une cueillerée dans la bouche , & la tenir fur la dent qui fait mal l'efpace d'un quart d'heure ou environ , & pofer la tête de ce côté-là , puis cracher la liqueur , & en prendre encore un peu s'il eft befoin.

Son ufage pour la goute , eft de fomenter la
par

partie douloureuse avec une plume trempée dans cette liqueur, & la douleur s'appaisera en un instant.

Reméde pour la fiévre tierce ou quarte, avec lequel Monsieur Digby a guéri quantité de personnes.

PRenez trois dragmes de Thériaque de Venise délayée dans un verre de vin blanc, puis mettez cela dans un petit pot sur la braise, l'espace d'une demie heure, & qu'il soit bouillant: aussi-tôt que le malade sentira son accés, remuez bien la liqueur dudit pot, & lui faites boire tout chaud, & le couvrez fort pour suer; s'il ne guérit la première & seconde fois, il ne manquera pas à la troisiéme.

Autre Reméde expérimenté par Monsieur Farrar Médecin, pour les fiévres.

PRenez Species hieræ picræ, trente grains, & cinq cueillerées de bonne eau-de-vie, que mettrez ensemble dans une phiole bien bouchée, & la poserez à telle distance du feu qu'elle puisse recevoir un peu de chaleur l'espace de deux ou trois heures, remuant souvent ladite Phiole, & ainsi tout sera bien mêlé: aussi-tôt que le malade sentira la moindre émotion de son accés, versez toute la liqueur dans un verre, le remuant bien, & la faites boire au malade, qui pourra prendre une cueillerée ou deux d'eau-de-vie, ou plûtôt vin d'Espagne pour laver sa bouche, aprés qu'il agisse & fasse quelque exercice moderé, cela lui donnera quelques selles, & prenant deux ou trois fois cette Medecine, il sera gueri de fiévres intermittentes. Pour la fiévre quarte &

que

quotidienne, on eſt quelquefois contraint de reïterer juſqu'à ſix fois. Aprés la gueriſon, pour
plus grande ſûreté , il n'eſt pas mauvais de ſe
ſervir encore du reméde deux ou trois fois, afin
de chaſſer toutes les humeurs peccantes qui pourroient demeurer.

Cette Médecine eſt auſſi excellente pour toutes les obſtructions, , & guerit en peu de tems
la jauniſſe , & les pâles couleurs, cauſées par
les maladies précédentes : mais en cette occa-
ſion il faut doubler la doze.

Autre Reméde expérimenté.

PRenez quatre cueillerées de jus d'Orties rouges , & huit cueillerées de bonne Biére forte mêlée enſemble, que vous ferez boire chaudement au malade d'abord qu'il ſentira la premiére émotion , qui arrive pour l'ordinaire une
heure avant l'accés ; qu'il ſe mette au lit & ſe
couvre bien chaudement, ayant ſous les aiſſelles
& la plante des pieds, de petites bouteilles plei-
nes d'eau chaude pour exciter la ſueur ; & c'eſt
la guériſon certaine de la fiévre quarte ou tierce.
Il ne faudra pas tant donner de ce jus à un
enfant qu'à une grande perſonne , mais à chacun ſelon ſes forces , plus ou moins. Ledit jus
eſt bon toute l'année , mais meilleur au Prin-
temps.

Autre Reméde expérimenté.

PRenez une chopine de bon vin blanc, mettez-y une demie poignée de fleurs de Camo-
mille , le tout dans un vaiſſeau bien bouché ,
poſez-le ſur la braize l'eſpace d'une heure ou
en-

environ, mais il faut qu'il infuse sans bouillir ; vous verserez après la liqueur, & vous y jette-rez trente grains de sel de Tartre, & ferez boi-re cela au malade : dés qu'il s'apercévra de son accés, il se couchera chaudement pour suer. Faites la même chose au second accés y ajoû-tant cinq grains de sel de Tartre qui feront tren-te-cinq : à la troisiéme fois, vous en mettrez quarante, & en demeurerez là sans plus aug-menter aprés, quoi que vous preniez encore la même Médecine.

Autre Reméde expérimenté, donné à Monsieur Dig-by par Monsieur le Comte d'Oxford.

FAites bouillir du lait, versez-y de la vieille biére pour le faire tourner, passez cela dans un tamis pour en avoir le clair dans une chopi-ne, duquel vous ferez bouillir une bonne poi-gnée d'Alléluya, puis donnez cela à boire au malade chaudement, dés-lors qu'il sentira que son accés s'aproche, qu'il se couche & se cou-vre fort bien pour exciter la sueur. Si cela ne guérit la premiére fois, il ne manquera pas la seconde.

Reméde pour la fiévre pourpreuse.

A Une personne qui aura passé l'âge de dou-ze ans, donnez trente ou quarante grains de Cochenille, si elle est plus jeune, vous ré-glerez la doze à proportion de ses forces : com-me sept grains à un enfant de trois ans: dixhuit à un de six ans, dans quelque eau cordiale, ou faute d'icelle dans du vin. Le malade ayant pris cette Médecine deux ou trois fois, verra

 sortir

fortir le mal en taches & macules qui paroîtront
fur fa peau , mais il ne faut pas manquer pour
les faire diffiper , de prendre encore deux ou
trois fois le même Reméde.

Autre Reméde expérimenté pour la fiévre chaude,
dont Monfieur Buſſon a guéri plufieurs perfon-
nes , entr'autres un Bohêmon en ma prefence.

PRenez des feuilles de Caprifolium , détrem-
pez-les & les pilez dans un mortier avec une
quantité d'eau fuffifante pour faire un lavement,
aprés paffez-le par un linge , & le donnez au
malade avec la feringue à l'ordinaire, il ôte la
fiévre chaude , lâche le ventre , & rafraîchit les
reins.

Autre Reméde pour la fiévre chaude , qui empêche la
fermentation des humeurs acres , & fait qu'elles ne
montent au cerveau. Hypocrates & les Anciens
s'en font fervis.

PRenez deux parts de miel fur douze d'eau,
que ferez bouillir doucement jufqu'à-ce que
vous aurez ôté toute l'écume qui montera ,
l'ayant clarifié vous le tirerez du feu , & y
jetterez une part de vinaigre , puis vous le
paſſerez à travers un morceau de drap , bûvez trois ou quatre cueillerées à la fois , le
matin , le foir , la nuit. , & quand il vous
plaira.

Autre Reméde rafraîchiſſant pour la fiévre chaude.

PRenez quatre pintes d'eau de fontaine , cinq
cueillerées d'orge , demi livre de raifins de
Corinthe,

Corinthe, que ferez bouillir ensemble jusqu'à-ce qu'il n'y reste que la quantité de trois pintes, mettez-y deux poignées d'Ozeille sauvage & autant d'Ozeille commune, le tout bien pilez, & le faites infuser l'espace d'une heure, aprés ôtez le du feu, & le passez par un tamis. Bûvez de cette Décoction avec du jus d'Orange & un peu de sucre.

Excellent Julep de Citron pour Calentures ou Fiévres.

PRenez des Citrons, dont vous ôterez l'écorce mince, pour en avoir le jus, que laisserez rasseoir ving-quatre heures, puis verserez le clair & le filtrez & le digerez dans une cucurbite, à petit feu du bain, l'espace de dix ou douze jours : versez-en le clair & le filtrez, & digerez derechef comme dessus. Continuez cela tant qu'il ne se précipite plus de feces, en même tems calcinez l'écorce jaune des Citrons, & avec phlegme de vin, ou au defaut avec de l'eau de pluye distillé, vous en tirerez le sel que joindrez avec le jus purifié ; digerez cela ensemble quelque tems au bain, puis mettez-le dans des verres contenant chacun une once, qui est la doze d'une grande personne. Deux prises de ce reméde guériront la plus grande fiévre chaude. Il seroit bon de le prendre seul ; mais si l'on en avoit quelque dégoût, on y peut mêler un peu de sucre.

Cela est beaucoup meilleur que le sirop, car en bouillant il s'évapore une grande quantité de ce qui est le meilleur dans les Citrons. Il se gardera bien quatre ou cinq ans.

Pour

*Pour faire une excellente eau Cordiale pour les indi-
geſtions, & fiévres tierces ou quartes.*

PRenez douze pintes d'eau-de-vie, & y mettez un demi boiſſeau de feuilles de Pavots
rouges qui viennent dans les bleds, faites-les infuſer dans une phiole l'eſpace de vingt-quatre
heures, le vaiſſeau bien bouché : enſuite vous
paſſerez la liqueur, & étant bien claire vous la remettrez dans le verre en y ajoûtant une demi
livre de figues, & autant de raiſins blancs ſans
pepins, trois onces d'Anis battu & lié dans un
nouet, puis vous le mettrez au Soleil l'eſpace
de dix ou douze jours.

La maniére de s'en ſervir pour la fiévre, eſt
d'en prendre deux ou trois cueillerées, & la
groſſeur d'une noiſette de Theriaque de Veniſe, les bien mêler enſemble, & les prendre une
heure avant l'accés : il faut faire quelque éxercice
moderé, & ne point manger de quatre ou cinq
heures aprés l'avoir pris.

*Reméde éprouvé de Monſieur Farrar Médecin, pour
le flux de ventre ou de ſang.*

PRenez deux pintes de lait, deux bonnes muſ-
cades coupées en petits morceaux, dixhuit
grains de poivre noir, dixhuit cloux de Giroſle,
la valeur de cinq ſols de canelle, & deux fois
autant d'écorce de vieux Chêne coupée menu,
ayant premiérement graté la ſuperficie la plus dure : faites bouillir le tout juſqu'à-ce qu'il ſoit
réduit à trois chopines ou environ, puis ſépa-
rez le lait d'avec les ingrédiens, les diviſant en
quatre parties. Vous en donnerez au malade
une

une écuelle toute chaude de bon matin : une
autre fur les dix heures, la troifiéme fur les quatre heures aprés-midi, & la derniére en fe couchant. Vous en ferez de nouveau tous les jours.
La premiére écuellée ôtera les douleurs & tranchées ; c'eft pourquoi il ne fera pas befoin de le
prendre aprés fi chaud.

Cette Médecine guérira dans cinq ou fix jours
le flux de ventre, ou de fang, quelque violent
qu'il foit ; elle ne refferre pas promptement, mais
adouciffant & guériffant peu à peu les boyaux,
elle fortifie l'eftomac. Dans le commencement
le malade aura trois ou quatre felles par jour,
& s'il a perdu l'appétit, de forte qu'il ne puiffe manger du tout, comme il arrive ordinairement dans le grand flux, ce lait lui donnera affez
de nourriture.

*Autre Reméde pour le flux de fang & de ventre, fou-
vent éprouvé par Monfieur Farrar Médecin.*

PRenez quatre dragmes de Diaphœnicon dans
du vin blanc pour le faire diffoudre, & le
donnez à boire chaud le matin au malade, lequel ne doit pas dormir jufqu'à-ce qu'il ait opé-
ré. Une heure aprés l'avoir pris, il faut donner un bouillon. Cela ôte toutes les douleurs &
tranchées de ventre, & toutes les humeurs acres
& cruës des boyaux. Pour le flux de fang, il
faut prendre le Diaphœnicon, avec un demi
fcrupule de Pulvis Sanctus.

Cette Médecine eft bonne auffi pour la fiévre
chaude ; mais en ce cas, il la faut donner fans
Pulvis Sanctus : & fi aprés l'avoir prife pour la
fiévre vous fentez vôtre fang échauffé, prenez
de l'eau de fontaine bouillie feulement un bouillon,

lon, & la laiſſez tiédir, & en boirez ſi ſouvent
que vous voudrez.

L'Auteur a fait des Cures admirables avec ce
Reméde.

*Eau Cordiale pour le flux de ventre , expérimenté
par Monſieur Digby , qui remarque auſſi l'avoir
trouvée merveilleuſe pour le cerveau , la Vûë , le
cœur & l'eſtomac ; elle fortifie tout à fait les parties , réjouït les eſprits , & eſt admirable pour les
maladies de langueur.*

PRenez de l'herbe Chelidonia major étant en
fleur, & cueillie par un beau tems, la plante entiére, nettoyez-la ſans laver, & la mettez
à l'air dans une chambre , éloignée pourtant des
rayons du Soleil, puis la coupez bien menu, ou
la pilez ſans perdre ſon jus , & la mettez dans
une cucurbite de verre , & verſez deſſus de bonne eau-de-vie , en ſorte qu'elle ſurnage l'épaiſſeur d'un doigt ou deux : couvrez bien le vaiſſeau , & le mettez en digeſtion pour trois ou
quatre jours à chaleur lente , puis mettez-y la
chappe & diſtillez à petit feu de ſable, juſqu'à-
ce que vous aurez tiré tant d'humidité qu'il y en
reſte encore aſſez pour empêcher l'odeur d'em-
pireume.

Cette liqueur aura quelques forces ; mais beaucoup moins que l'eau-de-vie.

La doze en eſt un petit verre le matin, mais
ſi quelques mauvaiſes humeurs abondent , il la
faut donner avec la purgation de gutte-gomme,
un matin l'un , & le lendemain l'autre, continuant par trois fois chacun.

Vous prendrez depuis ſept juſqu'à dix ou onze grains de gutte-gomme , ou en poudre dans
du

du vin blanc ou autre véhicule convenable, ou
bien faites-en des Pilulles avec une goute de sirop de Roses ; Cette quantité purgera doucement les humeurs aqueuses , & opérera par un
vomissement facile si l'estomac est sale.

Autre Reméde pour le flux de ventre.

PRenez une dragme de semence de Plantain &
le pilez , & le prendrez dans un bouillon où
il y aura cuit des bouts de Plantain , & continuërez par trois jours le matin à jeun.

Autre Reméde pour le flux de ventre.

PRenez une chopine de bon vin rouge , mêlez-
y pour deux sols de Canelle un peu battuë ,
& autant de cloux de girofle , faites bouillir cela doucement sur la braize dans un pot bien couvert , jusqu'à-ce qu'il soit réduit à la moitié ,
aprés vous ferez une rôtie ou deux de bon pain
leger que couvrirez de sucre , & y versez de vôtre liqueur dessus pour les en imbiber quand
vous l'aurez passée : mangez les rôties au diner
& autant au souper , & rien autre chose ; Cela
guérit ordinairement en un jour.

Pour faire un excellent Lavement , qui guerit inconti-nent le flux de ventre douloureux.

PRenez une poignée de farine d'orge avec tout
le son , & autant de son de froment , la même quantité de roses seches ; faites bouillir cela
lentement dans un pot vernissé & bien couvert,
avec trois chopines d'eau , l'espace de trois quarts
d'heure , aprés passez-le par un linge le pressant
bien

bien pour en tirer toute la substance pituiteuse ;
cette quantité servira pour deux lavemens s'il est
soigneusement preparé.   Vous en prendrez donc
la moitié y mettant deux jaunes d'œufs & une
once de miel rosat, & le donnerez au malade,
comme à l'ordinaire.

Il le pourra garder trois ou quatre heures sans
peine, à cause que la quantité est moindre que
celle d'un lavement ordinaire, & qu'il est d'une
qualité balsamique qui fortifie les boyaux excoriez.

C'est un excellent reméde pour les grands flux,
quand les boyaux sont enflamez, excoriez, &
ulcerez, ce qui provient par les causes ordinaires, comme en mangeant des Fruits, ou en prenant du Mercure par salivation.   Vous serez
soulagé du premier, mais il est bon d'en prendre deux ou trois par jour.

Autre Lavement Anodyn.

PRenez six onces de crême d'Orge épaisse,
Cremor hordei, les blancs de trois œufs frais
battus en huile, & environ deux cueillerées de
sucre en poudre, non pas de brun dont on se
sert ordinairement pour les lavemens, mais le
meilleur, qui soit en poudre & en petits morceaux, autant d'eau Rose qu'il en faut pour un
lavement, puis faites-les chauffer & le donnez.
On le pourra garder aisément trois ou quatre
heures : il rafraîchit & tempére merveilleusement les boyaux, guérit les excorations d'iceux,
& appaise la douleur qui en arrive.

Reméde

Reméde pour les Hemorrhoïdes, experimenté par le Docteur Bates, & éprouvé sur lui-même, les ayant euës en grande extrémité.

PRenez une part de fleur de souphre, du sucre fin trois parts : formez des tablettes de cela d'une dragme chacune, avec de la gomme Tragagante trempée dans de l'eau Rose en mucilage, puis mangez-en une à la fois jusqu'à cinq par jour. Cela lui donna, comme il assure, trois ou quatre selles par jour, & fut en peu de tems parfaitement gueri.

Autre Reméde pour les Hemorrhoïdes exterieures étans grosses & enflées.

PRenez six bonnes figues jaunes, coupez-les en deux, mettez-les dans une écuelle, & y versez de la bonne eau-de-vie tant qu'elle surnage d'un doigt ou deux, mettez-y le feu avec papier pour faire brûler l'eau-de-vie, si long-tems qu'elle pourra : alors les figues deviendront fort tendres & molles, appliquez-en la moitié d'une sur les Hemorrhoïdes la plus chaude que pourrez souffrir, & l'y laisserez jusqu'à-ce qu'elle soit froide, ce qui sera à moins d'un demi quart d'heure. Vous y appliquerez tout le reste des figues de même, & pour cet effet, il les faut tenir chaudement auprés du feu. Cela vous soulagera entiérement, ôtera toutes vos douleurs, enflures, nois & boutons sur les veines, & les fera retirer dans le corps.

Autre

Autre pour le même mal.

PRenez un peu de Cotton trempé dans l'huile ou quinteſſence de Romarin, & en oignez la veine enflée qui ſera quelquefois
groſſe comme une Ceriſe, & une heure ou deux
aprés réitérez la même choſe juſqu'à trois ou quatre fois. La veine ayant été ainſi fomentée
s'ouvrira, d'où il ſortira beaucoup de matiére,
& vous aurez auſſi-tôt ſoulagement & entiére
guériſon.

Autre.

PRenez environ une cueillerée de graiſſe d'An-
guille, & preſqu'autant de jaunes d'œufs
frais, battez-le bien enſemble pour les reduire en onguent, dans lequel vous tremperez du charpie, le faiſant imbiber tant qu'il
pourra : mettez-la dans le fondement, & par
deſſus une compreſſe trempée auſſi dans ledit onguent. Cela donnera d'abord du ſoulagement,
changez le charpie & la compreſſe à meſure
qu'elle ſéche, & en peu de tems les veines s'ou-
vriront en évacuant tout le puſ & l'ordure qui y
ſera, dont vous ſerez gueri.
    Pour avoir la graiſſe d'Anguille, il en faut
faire bouillir une ou deux dans de l'eau, & en
ôter la graiſſe qui ſurnage comme l'écume au deſſus du pot, ou quand on les fait griller, recevez dans quelque choſe la graiſſe qui en degou-
te, pourvû qu'elle ne ſoit pas mêlée avec d'autre graiſſe.

Autre

Autre Reméde pour les Hemorrhoïdes.

PRenez de la poudre d'Ardoife bien fine, mêlez-la avec du bon beurre frais, oignez la veine de cet Onguent cinq ou fix fois par jour : en peu de tems il appaifera la douleur, deffechera les humeurs, & le malade fera guéri.

La racine de Scrotolaria eft admirable pour préferver de ce mal une perfonne qui la porte fur foi.

Reméde pour l'Epilepfie ou mal Caduc, éprouvé par Monfieur Digby, lequel guérit le Fils d'un Miniftre à Francfort en Allemagne, l'an 1659.

PRenez polipode de Chêne bien féchée & réduite en poudre fubtile, du crane humain d'une perfonne qui a fouffert une mort violente : il faut le broyer fur le Porphire ou Marbre : raclures d'ongles humaines des pieds ou des mains, de chacun deux dragmes, réduites auffi en poudre : racine de Péone féchée, une demi once en poudre : du vrai Gui de chêne, demi once en poudre. Il faut le cueillir au déclin de la Lune : deux dragmes de vifcus de Corneiller, puis prenez fix onces de fucre & le faites cuire à confiftance de fucre de rofat, mêlez-y bien toutes ces poudres, étans bien mêlangées tirez-les du feu, & en faites des tablettes dont vous donnerez le poids d'un écu au malade le matin à jeun ; une autre doze deux heures aprés dîner, & une autre deux heures aprés fouper. Continuez ainfi tous les jours fans intervalle jufques à la fin de toute la quantité.

 Autre

Autre Remède expérimenté pour le mal Caduc.

L'Année mil six cens soixante-trois, Madame
Warwich me dit, qu'une fille du frere aîné
de son mary, eut le mal Caduc dans la dernier
extremité, de maniere qu'elle tomboit comme
une souche sept ou huit fois par jour, sans aucun mouvement : Il l'avoit mise entre les mains
des plus habiles Médecins d'Angleterre qui n'en
pûrent venir à bout. Un Gentilhomme de leurs
voisins l'entreprit & la guérit de cette façon.

Il faut prendre du vrai Gui de Chêne, les
feuilles, grains & toutes les branches tendres,
les faire sécher doucement dans un four, puis le
reduire en poudre & en donner autant qu'il en
peut tenir sur une piece de quinze sols pour une
grande personne : pour les enfans un peu moins
à proportion des forces & de l'âge. Faut le donner matin & soir dans quelque véhicule convenable, comme de l'eau de Primulaveris, Lilium
convalium, ou quelqu'autre spécifique, trois
jours devant & trois jours après la pleine Lune.
Continuez à faire la même chose quelques mois
de suite, & en serez aussi bien guéri comme l'a
été l'enfant du Milord Herberd, & plusieurs autres personnes de marque. Le meilleur tems pour
cueillir le Gui de Chêne, est le mois de Sep-
tembre, & au déclin de la Lune lorsqu'il porte
des grains.

Pour les Convulsions.

M^{Adame} Ranila m'a dit qu'elle avoit guéri
grand nombre de personnes affligées de ce
mal, particulierement des enfans par le remède
sui-

fuivant qui fe fait de cette forte.

Prenez une once de la racine de Peone mâle féchée & mife en poudre fubtile, une once & demie de feuilles d'Artemifia, mettez fur cela une pinte de bon vin blanc mefure de Paris, & les faites bouillir fort lentement jufques à la moitié de diminution, puis le pafferez par un tamis ou linge, & en donnerez un demi feptier au malade le matin, le foir & à tout tems, quand il s'appercevra que fon accés s'approche. Qu'il porte à fon col un petit fac de taffetas, contenant le quart d'un once de la poudre de Peone mâle durant fix mois.

Autre Reméde pour les Convulfions de Monfieur Mayerne Médecin.

PRenez de la racine de Peone nouvellement arrachée, raclez-en avec un couteau ; appliquez cela à la plante des pieds, & vous en verrez incontinent les efferts.

L'efprit de corne de Cerf eft admirable, une feule doze peut fecourir & foulager les perfonnes qui tombent du mal de mere en l'odorant ou le flairant feulement : On en peut prendre depuis dix jufques à trente goutes.

Il eft excellent pour la fiévre, le mal de Mere & la declination d'une Pleurefie. Faut le donner dans quelque vehicule propre.

Autre Reméde pour le mal Caduc ou Convulfions.

PRenez de la fiente d'un Paon réduite en poudre, & en donnerez au malade, autant qu'il en peut tenir fur une piece de quinze fols le matin à jeun, dans de l'eau de Chicorée.

Reméde pour l'Hydropisie.

PRenez de la rhuë dans le mois de Mai, quand elle est dans sa vigueur, & la distillez comme l'eau de Roses : mettez l'eau qui en distille sur de la nouvelle rhuë, & distillez comme auparavant ; Remettez cette eau par trois fois sur la rhuë fraîche, sans conter la premiere. Il faut avoir soin chaque fois de ne pas distiller jusqu'à sec, mais laisser toûjours quelqu'humidité derriere qui est la plus grosse partie. Bûvez de cette eau le matin à jeun, & sur les quatre ou cinq heures aprés-midi. L'usage de cela guérira infailliblement l'hydropisie.

Autre Reméde pour l'hydropisie, ou pour l'enflure & tumeur des jambes, ou autre partie du corps, provenant de l'abondance des mauvaises humeurs.

IL faut prendre de l'Ambre jaune pour trois ou quatre sols, que mêlerez dans une pinte de bon vinaigre mesure de Paris : Chauffez une brique bien chaude, mais non pas rouge, que mettrez dans une cuvette dessus la cendre. Vous verserez sur cette brique vôtre mêlange de Vinaigre & Carabé, tiendrez la jambe enflée sur cette fumigation, couvrant bien la cuvette de linges ou draps par dessus vôtre jambe, afin qu'il ne s'évapore rien de la fumée. Incontinent l'eau sortira de la jambe ou autre partie enflée, comme de la pluye, & se guerira.

Une personne de qualité ayant une hidropisie formée, son ventre enflé d'une grosseur prodigieuse, se mit dans un tonneau se servant de ce reméde, & changeant de briques à mesure
qu'elles

qu'elles se refroidissoient & qu'elles ne fumoient plus. En peu de tems l'on vît une diminution tout à fait grande de son ventre ; & le tonneau étant couvert d'un drap & d'une couverture, & lui n'ayant que la tête dehors pour respirer , fut guéri en suant ainsi une seule fois. Tous ses valets ne pouvoient suffire à essuyer avec des serviettes chaudes , l'eau qui sortoit de son corps.

Pillules d'argent contre l'hydropisie.

VOus prendrez argent de coupelle une once, trois onces d'esprit de Nitre sans flegme , & dissolvez la Lune en icelui , étant dissoute dans un matras , jettez vôtre dissolution dans un verre de rencontre ou autre à évaporer jusques à consistence de sel sec. Prenez bonne eau de Roses à suffisance , pour dissoudre vôtre matiere : filtrez la dissolution par le papier gris , & la remettrez au verre pour être évaporée jusques à consistance de sel sec, comme devant , puis prenez deux onces de Salpêtre rafiné que ferez dissoudre dans de l'eau de rose : filtrez la dissolution , puis l'évaporez dans un verre large jusques à consistance de sel , mettez vôtre Lune & sel ensemble dans un verre large, & mettez autant d'eau de roses qui puisse dissoudre vos deux sels en liqueur verdâtre.

Faites-les exhaler sur le sable, jusques à consistance de sel blanc , puis l'ayant ôté du sable & refroidi, gardez la fulmination ; étant trés-refroidi, prenez deux onces de fine fleur de froment. Premiérement, mettez vôtre sel dans un mortier de verre ou de marbre , & non de métail.

Mettez aprés vôtre fleur de farine , pilez-les

bien enfemble en y ajoûtant de l'eau de rofes pour feulement incorporer le tout en maffe , & en formez des pillules de la groffeur d'un poix, lefquelles étans formées, feront mifes entre deux papiers pour être défechées à l'ombre par la longueur du tems, & feront de couleur de pourpre de la groffeur de petites veffes , ou poix. Vous les garderez dans une boëte de bois.

L'Ufage en eft fpecifique pour l'hydropifie.

IL faut prendre une pillule à fix ou fept heures du matin ; deux heures aprés un bouillon à la viande , où il y aura inftillé huit ou dix goutes de bon efprit de fel.

L'évacuation fe fait par les felles liquides & par urines. Il faut continuer ce reméde jufques à guérifon ; que fi le Malade fe trouve débile , il faudra feulement de deux en deux jours lui donner les remédes fufdits. En tous ces bouillons & brûvages il doit toûjours fe fervir de la doze fufdite de l'efprit de fel.

S'il eft befoin qu'il fuë, il faut ufer d'étuves féches & lui donner toûjours les fels fuivans.

Prenez fel d'urine, fel de l'herbe d'Abfinthe, de chacun deux dragmes : Ajoûtez-y demi fcrupule d'huile d'Ambre, & autant d'efprit liquide d'urine avec deux dragmes de fucre fin, que mêlerez bien enfemble dans le mortier de verre ou de marbre. La doze eft de quatre fcrupules donnez dans un demi verre de vin blanc, lors qu'il eft dans l'étuve féche, & non dans le bain d'eau ; & de trois en trois jours il faut donner ce reméde, & il fera guéri au troifiéme, & quelquefois au fecond.

L'opération fe fait avec abondance de fueurs & urines.   *Autre*

Autre Reméde pour l'hydropisie expérimenté par Monsieur Williams Médecin.

VOus prendrez quatre poignées de l'écorce verte au dedans du Saule, ôtant l'écorce grise exterieure : une poignée d'Absinthe que mettrez dans une liqueur composé de quatre pintes de bonne vieille biére, & quatre pintes de bon vin blanc, mesure de Paris, & les laisser infuser l'espace de trois ou quatre jours, le vaisseau étant bien bouché, puis la mettrez dans des bouteilles (étant séparée d'avec les Vegetaux) que garderez bien bouchées.

Prenez de cette liqueur aux repas & à toute heure que vous aurez soif. Le mêlange de ces deux liqueurs differentes provoque tout à fait l'urine.

Autre Reméde expérimenté par une Dame de qualité, qui en a été guérie elle-même.

VOus prendrez Caravai, Thim, Hysope, Cresson, les bouts d'Orties, Calamante, racine d'Enula Campana, de chacune une poignée, que ferez bouillir toutes dans six pintes d'eau, mesure de Paris, jusques à consistance de la moitié, puis la passerez au travers d'un linge, & ferez derechef bouillir cette liqueur avec quatre pintes de Vin de Canarie, ou d'Espagne, & douze onces de Reglisse, une once de semence de fenouil doux, un quart d'once de la semence de Cumin, le tout bien pilé, vous laisserez bouillir l'espace d'une demie heure, puis le repasserez, dont vous prendrez la quantité de huit ou neuf cueillerées le matin à jeun, & au-

B 4

tant

tant fur les trois ou quatre heures aprés-midi ,
& continuerez jufques à la guérifon.

*Reméde affuré contre la Pefte , experimenté par
Monfieur Buthler Médecin.*

PRenez une livre de Aceta Ofella , & la pilez feule l'efpace d'une demi heure , puis
trois livres de Sucre fin en poudre fubtile ,
battant continuellement : Alors vous prendrez
quatre onces de Mitridat ou Orviétan pilé avec
le refte une demi heure , mettez-le dans un pot
de Fayance.   Dans le tems de la contagion vous
en prendrez la groffeur d'une noix Mufcade le
matin à jeun : Et fi vous craignez d'être attaqué dudit mal , prenez-en une fois autant.

Autre infaillible Antidote.

PRenez trois ou quatre cueillerées de vôtre
urine le matin , mêlée avec un peu de jus
de rhuë , un peu de jus d'Ache , Apium en
latin , prefque une poignée de chacun & bûvez
cela le matin à jeun.   Vous pourrez aller libre-
ment dans les lieux peftiferez fans aucune crain-
te ni danger.   Ce reméde eft fort approuvé.

*Autre contre la Pefte ; lequel m'a été affuré par
Monfieur Williams.*

PRenez une livre de Pavots rouges qui viennent dans les Bleds , mettez-en quatre onces dans une pinte d'eau-de-vie : Laiffez-
le infufer jufques à ce que l'eau-de-vie foit bien
rouge , puis preffez les Pavots pour en tirer tout
le jus & jettez les feces.   Dans cette liqueur
mettez

mettez encore quatre onces de Pavots, & faites comme ci-devant : continuez encore deux
fois, ou tant que vous ayez extrait la teinture
de toute la livre de Pavots, lesquels si vous met-
tiez ensemble ne réüssiroient pas bien, à cause
que les feuilles sont légéres & tiennent beaucoup
de place. Dans cette liqueur mettez deux onces de bonne vieille Thériaque de Venise, & l'y
faites dissoudre : Vous en prendrez deux ou trois
cueillerées avec un peu de vin d'Espagne. Cela
chasse & dissipe incontinent toute la Contagion.

Pour se garantir de la peste pendant qu'elle
est en régne, il faut manger un peu de Rhuë
avec du beurre sur le pain, ou un peu de fro-
mage fort avec ladite Rhuë, & boire aprés un
verre de bon vin clairet.

Autre préservatif contré la Peste.

PRenez Roses, Bétoine, Romarin, de chacun deux poignées : Scabieuse, Estragon,
Sauge, Rhuë, Aceta Osella, feuille de
Rubus idens, feuilles de Sureau, de chacun
une poignée : Bol Armenic trois onces, Safran une dragme, Santal jaune une once, Sucre Candi deux onces, tout en poudre subtile :
distillez le tout, prenez de cette eau trois cueillerées, & y faites dissoudre la grosseur d'une
petite féve de Thériaque de Venise, & du Mitridat, & en bûvez le matin à jeun.

Reméde du Roi d'Angleterre contre la Peste.

PRenez Sauges, feuilles de Sureau, feuilles
de Rubus idens, de chacune demi poignée :
Rhuë, Romarin, Aceta Osella, de chacune
demi

demi poignée. Pilez tout ensemble dans un mortier, & le détrempez avec une pinte de bon vinaigre de vin blanc, & une pinte de vin blanc, puis le passez dans un linge, & y ajoûtez un demi septier d'eau Angelique. Faites dissoudre dans cette liqueur une dragme de Mitridat, une dragme de Thériaque ou d'Orvietan.

Prenez de cette eau une cueillerée matin & soir, & serez preservé infailliblement.

Autre Reméde spécifique pour une personne infectée: Comme aussi pour faire sortir la petite Vérole & Rougeole.

PRenez Sauge, Rhuë, de chacun une poignée, Romarin, Aceta Osella, de chacun deux poignées, faites-les bouillir dans trois chopines de vin muscat, ou autre vin cordial, jusques à diminution d'une chopine, puis passez cela dans un linge, & y ajoûtez pour un sol de poivre, & une demi once de Noix muscade en poudre, puis les faites bouillir ensemble derechef un demi quart d'heure; ôtez-les du feu, & y mettez pour trois sols ou environ d'Orvietan, du Mitridat, & un demi septier de l'eau d'Angelique, & gardez soigneusement cette liqueur. Faites-en boire au malade deux ou trois cueillerées le plus chaud qu'il pourra, & le couvrez bien pour le faire suër.

Pour se préserver, il suffit d'en prendre seulement une cueillerée le matin, & une demie le soir.

Autre

Autre Reméde spécifique de Monsieur Mayerne.

IL faut prendre des noix vertes & les piler dans un mortier , puis en tirer le jus par expreſſion , puis prenez jus de Baume , jus de Chardons benits, jus de Calandula de chacun trois chopines , racines de Lapatum , racines d'Angelique de chacune demie livre : Genera la plante entiere , c'eſt à dire , l'herbe & racine . douze onces : les feuilles de Scordium , deux poignées : du Thériaque de Veniſe & du Mitridat , de chacun quatre onces : jus de Citrons chopine , vin de Canarie trois chopines : du Safran demi dragme. Digerez cela tout enſemble dans une cucurbite l'eſpace de deux jours , puis le diſtillez , & quand vous en aurez tiré la moitié , faites paſſer par un linge ce qui reſte dans la cucurbite , puis le diſtilez juſqu'à-ce qu'il ſoit en conſiſtance du miel , Vous le mettrez dans un pot de Fayance pour vous en ſervir dans le téms de la contagion avec l'eau diſtillée.

Parfum excellent , de Monsieur Atkinson contre la Peſte.

VOus prendrez la racine d'Angélique un peu ſechée dans le four ou au feu , & la briſez bien : mettez-la dans du vinaigre & l'y laiſſez tremper quatre jours : puis faites chauffer une brique , & mettrez cette racine deſſus tous les matins & ſoirs. Cela parfumera toute la maiſon.

Autre

Autre Parfum contre la Peste.

PRenez du Talque mêlé avec un peu de vin-aigre, & en faites brûler sur une poële de charbons, & vôtre maison sera préservée de la Peste.

Cela est approuvé, & a été expérimenté.

Reméde contre la Pierre.

JE dois ici faire mention d'un Reméde confirmé par le Docteur Bray, par le moyen duquel il a fait sortir de la vessie de quantité de personnes, plusieurs pierres : Et voici comment on s'en est servi.

A Rome le fils d'un Imprimeur étoit malade de la Pierre, lequel aprés plusieurs Remédes expérimentez en vain, étoit resolu à la taille : il avoit convenu de prix avec l'Opérateur, & fait venir un Prêtre pour recevoir les Sacremens. Le Prêtre qui étoit Jésuite ayant confessé le malade, propose un Reméde dont il avoit fait expérience sur lui-même & sur quelques autres. Le malade en ayant voulu user, fut guéri au grand étonnement d'un chacun.

Ce Reméde est tel.

Prenez de la poudre de Cloportes préparée une dragme, ou au plus quatre scrupules, demi once d'eau-de-vie, & neuf ou dix onces de bouillon de poix chiches rouges : Le malade doit prendre cela cinq heures avant le repas, duquel reméde l'éfet fut tel.

Tout le corps s'échauffa durant l'espace de

deux

deux heures ; le malade se sentoit fort tourmenté & altéré , ne pouvant presque demeurer en une place , quelquefois il sentoit des douleurs vers le fondement : cinq heures aprés il commença à uriner un peu épais.

Le second jour suivant , aprés avoir repris ledit Reméde , il lui arriva comme le premier , ses urines se rendant épaisses de plus en plus. Le troisiéme jour, il rendit quantité de sable. Enfin, au septiéme jour il fit tant de sable, qu'il sembloit que son urine en fût toute pleine , & comme sable dissout en eau : ainsi il fut guéri au neuviéme jour.

L'on prépare les Cloportes pour rompre la Pierre des reins & de la vessie comme il s'ensuit.

Prenez autant de Cloportes qu'il vous plaira lavez avec de trés-bon vin blanc : mettez-les dans un pot de verre & le luttez un peu à l'entour pour le mettre sécher au four dans ledit pot , jusqu'à-ce que l'on les puisse mettre en poudre deliée. Il les faut arroser aprés de bon vin blanc, autant que cette poudre en pourra boire : & derechef faites sécher au four , & la même chose pour la troisiéme fois, & autant de fois il faut aussi arroser cette poudre d'eau de fraise distillée, y mêlant un scrupule d'esprit de Vitriol & derechef les sécher. Ainsi vous garderez cette poudre dans un verre bien fermé , ou en boëte d'or ou d'argent.

AUTRE.

PRenez des racines de Panais cuits, comme pour manger, en eau commune, & d'icelle boirez à vôtre soif, six semaines durant &

serez

ferez guéri. Il faut en prendre un verre le matin à jeun , & un en vous couchant , fans
ufer d'autres brûvages , ni même de vin pendant ledit tems.

AUTRE.

Prenez le blanc d'un œuf frais battez-le bien ,
& le laiffez repofer un quart d'heure , puis
ôtez-en l'écume , & mêlez le refte avec deux
cueillerées de vin blanc, quatre cueillerées d'eau
Rofe, & une once de Sucre Candy blanc en fine
poudre, mêlez bien le tout enfemble, & le donnez à prendre au malade le matin à jeun , &
une autre prife allant coucher. Continuez fix
ou fept jours de fuite foir & matin , & Dieu
aidant il fera guéri de toutes douleurs proxenans
de cette maladie.

AUTRE.

Prenez une quarte de vin blanc du plus petit & du plus verd, faites-le bouillir à confiftence de la moitié que laifferez refroidir,
& puis y romprez deux bonnes racines d'Enula
Campana & en bûvez à jeun à vôtre foif, même au déclin de la Lune.

AUTRE.

Prenez le fuc de Citrons aigres, huile d'A-
mandes douces tirée fans feu , de chacun
une once dans du vin blanc pour boire à
jeun. La quantité de vin doit être un bon demi feptier, l'huile & le jus de Citrons enfemble, & étant mêlé avec le vin, vous en boirez
un

un verre ou demi, selon l'âge & la force, trois jours avant la nouvelle Lune.

AUTRE.

LA fiente d'un Taureau de trois ans diſtillée, l'eau rompt la Pierre dans les reins de l'homme.

La ſemence d'oignons calcinée en cendres blanches, le poids d'un demi écu en vin blanc, rompt la Pierre.

L'herbe Coa rompt la Pierre, la racine étant infuſée une nuit dans du vin blanc, le poids d'un demi écu étant ratiſſé en raclures pour tremper dans le vin.

L'Ecopodii une demi dragme dans un peu de vin, le boire s'allant coucher, rompt la Pierre en Gravelle. La ſemence en eſt blanche, & ſe cueille au mois de Juillet.

Pour la Rétention d'Urine.

PRenez deux poignées de Creſſon, deux douzaines de grains d'Alkeckange, deux gros Oignons blancs coupez chacun en quatre, deux bonnes pincées de Crême de Tartres : mettez le tout bouillir dans un pot de terre verniſſé, avec une pinte de bon vin blanc, juſqu'à ce qu'il n'en reſte que trois demi ſeptiers, dont vous en prendrez un verre le matin à jeun, & ſerez infailliblement guéri.

Autre

Autre Reméde spécifique pour la Pierre, Gravelle, Strangurie, & douleur de reins & de la vessie.

PRemiérement, il faut purger le malade avec Gutte-gomme, ou avec la racine de Jalap, ou avec un bolus de Casse & Thérébentine de Venise de chacun demi once, & une dragme de cristal de Tartre, ou crême de Tartre mêlée ensemble & pris en forme de bolus. Le jour suivant donnez au malade la Médecine ci-dessus décrite.

Prenez le blanc d'un œuf frais pondu, battez-le bien, & le laissez reposer un quart d'heure, puis ôtez-en l'écume & la brouée : mêlez-les avec deux cueillerées de vin blanc, & quatre cueillerées d'eau de Roses rouges distillée, & une once de sucre Candi blanc en poudre fine, puis remuez bien le tout ensemble qui sera pour une prise, que le malade boira le matin à jeun, & autant le soir à son coucher, six ou sept jours de suite. Ce faisant, par la grace & secours de Dieu, il guérira de sa maladie, & de toutes les douleurs qui en peuvent prévenir.

Autre Reméde éprouvé.

PRenez une cueillerée de miel vierge, le plus blanc, que démêlerez avec un petit verre d'eau de Geniévre, & la donnerez au malade. Peu de tems après la Pierre & Gravelle sortiront, & le passage de l'urine sera ouvert. Continuez ce Reméde jusqu'à parfaite guérison.

Autre

Autre Reméde experimenté pour la Pierre, Gravelle & Strangurie.

VOus prendrez de la graisse d'un Lapin mâle, oignez-en le dos & les reins à l'entour, jusques aux aînes. Ce reméde ouvrira les passages de l'urine. Un enfant dont la maladie étoit désesperée, en a été guéri, de maniere qu'en vingt-quatre heures il urina quatre pots d'eau, & ouvrit le passage de l'urine avec grande vertu.

Autre pour faire uriner.

IL faut prendre une tête d'Ail rôtie toute entiére ; & l'appliquer sur le nombril.

Régime de vivre pour ceux qui sont tourmentez de la Gravelle.

IL ne faut manger que de bon pain blanc léger & bien cuit, s'abstenir de chairs salées & épices : comme Poivre, Cloux de Girofle & autres.

L'usage de beurre frais est bon : comme aussi l'huile d'Amandes améres, même les Amandes prises avec bon vin doux sont excellentes.

Les Figues, Raisins & Pistaches, Capres, Persepierre & Citrons, sont de trés-bonne nourriture pour de semblables personnes.

Le bouillon de poix chiches avec persil & Safran : le jus de Citrons & Oranges sont encore admirables. Le malade boira pour son ordinaire du vieux Hidromel, ou eaux & vins Néphrétiques, avec les sirops de Althea, Raphano & Bethonica. Ces choses dissipent entiérement

la Pierre & Gravelle Strangurie & difficult
d'urine retenuë.

Autre Reméde pour la Pierre.

PRenez une pinte de Fraises dans un verre,
versez dessus une pinte d'eau-de-vie, les
laissant infuser sans les retirer: Vous boirez de cette eau le matin avec un peu de Sucre
Candi. Elle se peut garder toute l'année entiére : Ce qui a été experimenté.

Autre Reméde pour la Pierre & Gravelle.

PRenez la racine d'Ortiers rouges séchée,
& la réduisez en poudre, dont vous prendrez une cueillerée dans du vin blanc un
peu chaud. Cela dissoudra la Pierre quelque
grosse qu'elle puisse être : Il en faut prendre tous
les jours, jusqu'à-ce que toute la Pierre & Gravelle soit sortie, ce qui sera en peu de tems :
la chose est de peu de dépense, mais elle n'en
a pas moins de vertu.

Autre Reméde experimenté par Monsieur Bassa Médecin, pour dissoudre la Pierre dans les Reins.

DAns le mois de Mai, distillez de l'eau de
fiente de Vaches, puis prendrez Liévres
étranglez par les Chiens, dont vous mettrez
l'un dans un vaisseau de terre, que couvrirez avec
un lit fait de fiente de Cheval & foin. Vous le
ferez cuire dans le four jusqu'à-ce qu'il soit tout
sec, & en état de pouvoir être réduit en poudre, que garderez pour vous en servir. Aprés
vous

vous prendrez l'autre Liévre dont vous ôterez les
boyaux, & briserez tout le reste pour en faire
distiller une eau que mêlerez avec celle de la
fiente de Vache, prenant de chacune deux cueillerées avec de la poudre de l'autre, autant qu'il
en tiendra sur une piece de quinze sols pour une
doze à jeun en pleine Lune, & à la nouvelle,
trois jours consécutifs.

Excellent Hydrosacharum pour la Pierre, experimenté par Monsieur Baccon Médecin.

PRenez dix-huit pintes d'eau de fontaine mesure de Paris, quatre livres de sucre fin en
poudre, une livre de gros Raisins bleux sans
pepins, une branche de Romarin frais : faites
bouillir le tout ensemble à consistence de la moitié, que mettrez dans un petit baril avec un peu
de l'éleveure de biére & de l'écorce de Citron :
aprés qu'il aura travaillé, il le faudra mettre
dans des bouteilles, dont vous pourez boire le
matin, le soir & à toute heure.

Reméde souverain pour faire accoucher facilemens une Femme.

PRenez un gros Oignon blanc, ou deux
moindres, que fricasserez dans la meilleure
huile d'olive, jusqu'à-ce qu'ils soient tendres, vous verserez le tout dans un pot de terre
avec un verre d'eau, & ayant bouilli ensemble
vous le passerez au travers d'un linge, & en
boirez le matin à jeun ; faut continuer quinze
jours ou trois semaines avant le terme que vous
prévoyez de l'accouchement : En un mot, vous
préparerez ceci comme si vous vouliez faire une

souppe à l'Oignon, excepté le sel que vous n'y
mettrez point, & que l'huile servira de beurre.
Ce reméde disposera les parties de la femme
de telle sorte qu'elle accouchera & sera délivrée
fort facilement, & que si l'enfant étoit tourné
dans son ventre, il le remettra par son operation pour sortir en aprés sans faire douleur à la
mere. Au defaut d'oignons blancs les oignons
ordinaires sont bons & peuvent bien servir,

AUTRE.

PRenez des noyaux de Dattes, Ambre, Safran, de la semence de Cumin, que réduirez tous en poudre fort subtile, chacune séparément, & de chaque poudre vous en prendrez
autant qu'il en peut tenir sur une piéce marquée,
mais le double de la semence de Cumin ; mêlez-
les bien ensemble, & donnez dans quelque liqueur convenable à boire à la femme étant dans
les plus grandes extrémitez des tranchées. Cela est aussi excellent pour faire sortir l'arriere-
fais.

Reméde spécifique & infaillible pour expulser l'arriere-
fais, faire sortir l'enfant mort dans le ventre de
la Mere, & guérir toutes les douleurs & tranchées
aprés qu'elle est délivrée.

PRenez les peaux ridées du gozier ou estomach des poules qui pondent : vous les es-
suyerez-bien & les ferez sécher au Soleil, quand
vous voudrez vous en servir vous les réduirez en
poudre subtile, de laquelle donnerez une dragme dans un peu de vin blanc. Vous pourrez réi-
terer la doze une fois ou deux le même jour s'il
est

eſt beſoin , & vous verrez un éfet admirable
produit par une cauſe que l'on eſtime de ſi peu
de conſéquence & de ſi peu de valeur pour être
inconnuë.

Autre Reméde pour faire accoucher promptement , &
ſans douleur.

PRenez une dragme de Canelle en poudre ,
une demie dragme d'Ambre auſſi en poudre
que mêlerez enſemble avec huit cueillerées de
vin clairet, & le ferez boire à la femme.

A U T R E.

IL faut prendre une chopine de biére que ferez bouillir, mettez-y une quantité raiſonna-
ble de lait de femme : paſſez-le, & le donnerez à boire à la femme encouche.

Reméde pour la veſſie des femmes déchirée dans l'ac-
couchement ; Ce qui arrive quelquefois par les Sage-
femmes mal adroites. Il eſt expérimenté par le
Docteur Clodius Médecin , qui m'a aſſuré en
avoir fait expérience avec bon ſuccés.

VOus prendrez de la poudre de Crapaut calcinée , miſe dans un petit ſac que vous at-
tacherez au col de la femme , de telle ſorte qu'il
repoſe ſur le creux de l'eſtomach & touchant la
peau. Tandis qu'elle portera cela elle ne ſentira aucunes douleurs ni inconveniens qui arrivent
de ces accidens. Il faudra tous les mois changer de poudre & de ſac, d'autant que ſa vertu
ſera paſſée, & ſa force perduë.

Reméde assuré pour empêcher les Femmes de faire de fausses couches.

IL faut prendre un peu de cloux de Girofle, de canelle, une branche de Baume, & une de Romarin que mettrez tous dans une chopine de vin clairet, qui bouillira un peu pendant que vous y mettrez le feu avec un papier allumé, puis vous battrez les jaunes de six œufs que vous mêlerez avec ledit vin ; ensuite vous prendrez le germe de douze œufs, & le blanc d'un que battrez ensemble, jusqu'à-ce qu'ils soient en huile, vous les écumerez & les mettrez aussi dans le vin ; mêlez bien le tout ensemble avec du sucre, & en faites boire à la femme quatre cueillerées à la fois, quand elle sentira quelque douleur dans le dos ou dans le ventre.

Autre Reméde expérimenté par le Docteur Goffe Médecin.

VOus prendrez une piéce de bœuf de la cuisse que vous ferez à moitié rôtir, puis une chopine de vin muscat, du sucre, canelle, gingembre, cloux de girofle, fleurs de muscade, grains de Paradis & noix muscades, de chacune une demie dragme, dont vous ferez une fosse en les faisant bouillir ensemble, puis diviserez le morceau de bœuf en deux étant chaud & trempé dans cette liqueur. Vous en mettrez la moitié au bas ventre de la femme, & l'autre sur les reins, aussi chaud qu'elle pourra souffrir, & les laissez l'espace de vingt-quatre heures.

Reméde

Reméde pour empêcher à la naissance d'un enfant , qu'il n'ait en toute sa vie la petite verole, rougeole ou autres maladies qui proviennent de la putrefaction du sang Menstruel.

Lors que l'enfant est né, & que la Sage-femme va lier & couper le cordon umbilical , il faut qu'elle ne serre pas d'abord le fil avec lequel elle le doit lier , mais étant prête à nouer, elle fera monter & sortir avec ses doigts & son poulce , tout le sang qui sera à la racine du nombril , lequel s'il y demeure , cause toutes les galles, cloux, abscés & aposthemes qui viennent aux enfans, & même aux adultres , parce qu'étant corrompu il ne peut se convertir en la substance , mais au contraire gâte le bon, & faut de nécessité qu'il exhale par ces sortes de vilenies que nous voyons tous les jours , qui tirent leur origine de ce sang menstruel putrifié. Ayant donc ainsi fait évacuer ledit sang , il faut serrer le fil & couper le cordon umbilical , la racine duquel étant purifiée de la maniere susdite, l'enfant sera éxempt de toutes ces maladies, quand même il seroit nourri parmi ceux qui en seroient attaquez.

Reméde pour les mamelles des femmes en couche , & pour empêcher les rides qui viennent ordinairement au ventre de celles qui ont eu plusieurs enfans.

Prenez Sperma Ceti, de la Cire blanche vierge & pure , parties égales ; faites premiérement fondre la cire , dans laquelle vous mettrez le Sperma Ceti que vous ferez bien incorporer ensemble : jettez-y un peu d'esprit de vin & remuez

muez , puis le tirerez du feu & y tremperez du
linge de la largeur du ventre pendant qu'il est
chaud , & d'autres pour les mamelles qui soient
un peu percez , à cause des bouts des mamelles
qui doivent être dehors : Aussi-tôt que la femme sera delivrée il faudra lui appliquer ces linges sur le ventre avec d'autres pour les tenir
en état & les serrer : Tous les matins il faut
les tourner , car ils peuvent servir des deux côtez. Huit jours aprés vous en prendrez des nouveaux qui suffiront pour conserver tellement la
fermeté & la delicatesse de la peau , qu'il n'y
aura pas la moindre ride.

Emplâtre admirable pour les mamelles , Apostemes ,
Loupes , vieilles & nouvelles playes , expéri-
menté par Monsieur Digby.

VOus prendez de la meilleure Cire Vierge ,
huile de roses, huile d'olives , de chacune
demi livre, que ferez fondre tous ensemble, &
étans refroidies vous y mettrez demie livre de
blanc de plomb , puis le ferez bouillir l'espace
d'une demie heure aprés vous y jetterez du Mastic , de l'Encens, de la Myrrhe , Oliban, de
chacun deux onces en poudre separement : Faites bouillir le tout ensemble l'espace d'une demie heure : Vous y mettrez aussi le quart d'une
once de Camphre, remuant toûjours bien , &
étant chaud, vous y tremperez des linges que rou-
lerez pour les garder , & vous en servir dans
l'occasion.

Cataplasme Anodyn pour les mamelles cancerées, expérimenté par Monsieur Bressius sur Madame Brent.

IL faut prendre une Pomme de reinette bien meure, & y faire un petit trou en haut pour en ôter tous les pepins, sans diviser la pomme, que remplirez de graisse de Porc, & couvrirez avec le morceau que vous aurez ôté : faites-la rôtir, pelez-la, & mêlez-la bien avec la graisse, & l'étendrez fort épaisse sur un linge que vous appliquerez chaud sur les mamelles, & une vessie de Porc par dessus. Ce Cataplasme est excellent pour ôter, rafraîchir & dissoudre l'enflure & dureté, si elle est dissolvable, sinon, pour la faire fendre & separer facilement sans douleur. Il le faut changer en douze ou vingt-quatre heures, à mesure qu'il est sec.

Autre Reméde pour la dureté & inflammation des mamelles, éprouvé par Madame la Comtesse d'Orset.

VOus prendrez durant un mois, & par chaque jour une purgation de Jalap en poudre subtile, que garderez en un verre bien bouché ; & en prendrez une demie dragme, ou une dragme, ou quatre scrupules pour une doze dans du vin blanc avec du sucre, & par l'usage vous sçaurez quand il faudra ou augmenter ou diminuer la doze, jusques à la fin de toute la quantité.

Il faut aussi remarquer qu'il est nécessaire de mettre un linge dessus les mamelles couvert de lin preparé, cousu legerement avec ledit linge, de sorte qu'il soit fort épais & chaud.

Ladite Comtesse s'est guerie elle-même par le secours de ce Reméde. *Reméde*

*Reméde aussi expérimenté par Monsieur Mayerne pour
la dureté & inflammation des mamelles.*

PRenez des Cloportes que ferez secher sur une
poëlle chaude ou sur une thuile, & en prenez
en poudre trois pour la premiére fois avec du vin
blanc. Le lendemain prenez-en cinq, aprés sept,
puis cinq, puis trois, & vous verrez les mamelles
sans inflammation nj douleur, quoi que percées
en deux ou trois endroits, toute la matiére sortira, & les playes se cicatrizeront, & ce dans
cinq jours pour l'ordinaire ; que si les cinq jours
passez il sort encore du pus ou des eaux rousses,
prenez encore des Cloportes , & tout se dissipera avant que de donner la premiére prise, il
faut le soir mettre un Cataplasme remollitif sur
les mamelles, afin que le cuir se créve plus aisément, & aprés il n'y faut plus qu'un linge tout sec.

Reméde pour les Convulsions.

PRenez de la mie de pain blanc, les extremi-
tez de la Mente coupée menu, que ferez
bouillir ensemble dans de la biére assez épaisse
pour en faire un Cataplasme ; & étant presque
assez bouilli , jettez-y de la poudre de Gingembre & de l'huile de Thim, puis vous l'étendrez sur
des linges, & l'appliquerez sur le front, cela at-
tirera merveilleusement & guerira.

Reméde pour augmenter le lait aux Nourrices.

PRenez la semence de Fonouil que vous ferez
bouillir dans de l'eau d'Orge, & les femmes
boiront fort souvent de cette decoction chaude

en Hyver , & froide en Eté : Elles s'abstien-
dront de vin ou de biére , d'autant que ces liqueurs chaudes desséchent le lait : Les épices &
viandes salées leur sont aussi fort nuisibles.

Reméde pour faire perdre le lait.

IL faut prendre du beurre frais que vous ferez
fondre , & y mettrez de l'Eau-de-vie : Etant
hors du feu , vous mêlerez bien le tout ensemble pour en faire Onguent , dont vous oindrez
les mamelles, puis y appliquerez un papier gris,
lequel étant seché, il faudra oindre derechef lesdites mamelles & continuer ainsi jusques à l'entiére sécheresse du lait.   Cela aussi empêche la
dureté & inflammation.

Reméde pour faire venir les bouts des mamelles aux femmes qui n'en ont point & veulent nourrir des enfans.

ON prendra une petite bouteille , que l'embouchure soit étroite, & la remplissez d'eau
chaude & la bouchez bien , jusqu'à-ce qu'elle
soit échauffée, & que l'eau lui ait communiqué
sa chaleur : puis jettez l'eau & mettez l'embouchure au bout de la mamelle, de sorte qu'il entre dedans.   Tandis qu'il y aura de la chaleur à
la bouteille , il s'attachera fort & s'allongera
peu à peu.

Reméde pour faire venir les dents aux Enfans sans aucune douleur.

VOus prenez la tête d'un Liévre bouilli ou
rôti, & en ôtez la cervelle que vous mêlerez

rez avec du miel & du beurre , & en oindrez
souvent les gencives de l'enfant.

Reméde souverain pour faire sortir la petite Vérole ;
& pour dissiper les vapeurs vénéneuses du cœur &
du cerveau , souvent éprouvé avec grand succés.

PRenez une once de pepins de Citrons, une
once & demie de la semence de Chardons
benits, que pilerez bien & en ferez émulsion , avec l'eau de chardons benits ou eau de
Scabieuse , ou Virga Aurea , puis l'adoucirez
avec deux ou trois onces de Syrop de Citrons ,
& en boirez souvent plein un petit verre à la
fois, ou deux s'il en est besoin.

Autre Reméde infaillible.

PRenez de la fiente de moutons nouvellement faite, que vous mêlerez bien dans un
verre de vin d'Espagne , & quand cela sera d'une épaisseur raisonnable, vous le ferez boire au malade, le tenant chaudement au lit pour
le faire suer : Il fera sans doute sortir la Vérole ou rougeole, & guérira en fort peu de tems.

Reméde pour empêcher les marques de la petite Vérole.

AUssi-tôt que l'on reconnoît que la petite Vérole sort & se fait paroître , il faut prendre de l'huile d'amandes douces tirée sans feu :
puis en fomenter tout le visage avec une plume,
ou quelqu'autre chose propre , y passant dessus
cinq ou six fois, afin qu'il soit bien humecté
par tout , & que l'huile même en découle , le
malade étant couché sur le dos. Aprés vous
prea-

prendrez de l'or en feuille que mettrez sur le visage & sur les paupiéres, couvrant bien toutes les places qui pourroient être endommagées; il vaut mieux en mettre deux feuilles l'une sur l'autre, que de manquer de tout cacher, & dans dix ou douze jours les galles se détacheront & tomberont, il n'en demeurera aucuns vestiges.

Madame la Marquise de Montbesson l'a éprouvé sur plusieurs personnes avec bon succés; entr'autres elle prit un jour une servante d'un corps replet, & plein d'humeurs, qui étoit toute chargée de petite Vérole, elle lui couvrit justement la moitié du visage, depuis le front jusques au menton, avec des feuilles d'or, & laissa l'autre moitié sans y rien faire, & l'on vit aussi-tôt que la vérole étant dissipée, le côté couvert étoit aussi sain & uni qu'auparavant, au lieu que l'autre étoit tout picoté, plein de marques, & défiguré.

Autre Reméde éprouvé pour faire sortir la petite véro-
le, rougeole, & pour en empêcher les marques &
vestiges, expérimenté par Monsieur Digby.

PRenez deux ou trois grains de Saffran bien seché, & en faites un nouet dans un linge fin. Faites infuser cela dans du vin blanc, jusqu'à-ce que toute la teinture & vertu en soit extraite, puis le presserez fort; & donnerez cette liqueur au malade qui se doit tenir chaudement dans le lit. S'il a mal à la gorge, vous prendrez le quart d'une cueillerée de Saffran seché, dont vous ferez aussi un nouet, & le ferez bouillir dans un demi septier de lait, mesure de Paris, jusqu'à-ce que le lait en soit fort jaune : vous y ferez bouillir un morceau de linge

ge jufqu'à-ce qu'il foit bien teint ; & l'attache-
rez à la gorge , fous le menton , quand il fera
refroidi , vous y en mettrez un autre trempé
dans ledit lait.   Cela ôtera infailliblement toute la douleur du gofier en huit heures de tems.
Il ne faut pas fe fervir de la graiffe pour oindre les galles , mais quand les piftules commen-
ceront à fecher , vous les frotterez avec bon
Unguentum album.   Cela a préfervé tous mes
enfans des marques de cette maladie.

Reméde admirable pour la Paralifie & Apopléxie.

PRenez Imperatoria une livre, Salfapareille,
Caftoreum , de chacun demie once en groffe
poudre , puis fleurs de Lavande , fleurs de Romarin , fleurs de Sauge , de chacune une livre ;
mettez le tout dans un vaiffeau de terre, ou de
verre , & y verfez bonne Eau-de-vie , tant qu'elle furnage de deux doigts.   Puis boucherez bien
le vaiffeau pour le mettre en digeftion à petite
chaleur , l'efpace de quatre jours , remuant &
agitant ledit vaiffeau cinq ou fix fois par jour ,
puis le laifferez refroidir à la cave ou autre lieu
froid , & y mettez neuf onces de Camphre diffout dans une chopine d'efprit de vin : étant
bien remuez , vous le pafferez par la manche
d'Hypocras , & le garderez bien bouché en lieu
froid : Vous en froterez bien la tête & la fof-
fette.

Ce reméde eft auffi excellent pour toutes con-
tractions de nerfs ou débilité d'iceux , en étant
bien frottez.   Il eft auffi trés-bon pour le mal
de tête , en frottant les tempes , & pour toutes autres douleurs des parties affoiblies.

Autre

Autre Reméde admirable, éprouvé pour la Paralisie.

PRenez des Oignons blancs coupez fort menu, mettez-les dans un pot de terre legére-
ment couvert, & puis dans un four les remuant quelquefois : laissez-les cuire jusqu'à-ce
qu'ils soient bien mols, & alors vous en ferez
un cataplasme que vous appliquerez sur les membres paralitiques : Changez-les toutes les heures,
& continuez jusques à guérison.

Autre expérimenté par Monsieur Conet.

PRenez une chopine de la plus forte Mou-
tarde que vous mettrez secher au four, puis
sur un réchaut pour l'achever de secher ;
vous la réduirez en poudre subtile & la mêlerez avec une demi once de poudre de Betoine,
& un peu de Sucre candi ; & en prendrez dix
jours consécutifs.

Autre Reméde pour la Paralisie, & pour ceux qui ont perdu la parole.

IL faut prendre des feuilles de Bourroche,
de Virga aurea, de chacune une bonne poignée. Faites bouillir du lait, jettez-y un peu
de vieille biére pour le faire tourner. Passez-
le par un tamis, & dans cette liqueur faites
bouillir les herbes susdites. Donnez-en un verre
au malade à jeun, le plus chaud qu'il pourra
boire, & qu'il demeure chaudement dans le lit
pour suer. Il peut aussi en boire au repas sans
autre liqueur. Si l'on ne peut avoir ces Herbes
en hyver, la semence est bonne.

Eau

*Eau pour la Paralisie, composée par le Docteur
Matthias.*

VOus prendrez des fleurs de Lavende huit livres que vous ferez infuser dans huit livres
d'esprit de vin , fermant bien le vaisseau que
vous mettrez en lieu humide durant un mois ou
six semaines , remuant quelquefois ledit vaisseau,
ensuite distillez cela dans l'alembic , & quand
vous en aurez tiré l'esprit , vous y mettrez des
fleurs de Sauge, d'Antos, & de la Betoine, de
chaque une poignée & demie : Des fleurs de
Lilium Convalium, Bourroche, Buglosse, Pa-
ralyseos , de chacune deux poignées. Toutes
ces choses préparées, vous les mettrez en digestion l'espace d'un mois ou plus, le vaisseau bien
bouché, y ajoûtant à la fin de la Melisse & Matricaire bien choisies , c'est à dire les bouts &
extrémitez, des épics de Nard, feuilles de Laurier , & si vous pouvez aussi des feuilles & fleurs
d'Orange nouvelles , de chacune une once.
Quand vous les aurez bien broyées , faites-les
infuser dans dix livres d'esprit de vin, de l'écorce jaune de citrons , & de la semence de Peone , les bien piler & éplucher , de chacune six
dragmes : de la canelle battuë une demie once,
Noix muscade & fleurs de Muscade, Cardamome , Cubebes , de chacune une once : du bois
d'Aloës pulvérisé , une dragme , puis mettrez
tout dans l'alembic susdit : Aprés ladite infusion distillez l'esprit de vin, auquel ajoûtez Ju-
jubes nouvelles sans pepins une demi livre : Coulez cela le pressant fort, & y mettez deux dragmes de perles préparées, une pierre d'Emerau-
de préparé, une dragme d'Ambre gris, Muscade,

de, Safran, de chacun un demi scrupule : Roses rouges, de trois Santaux pulvérisez, de chacun une once. Mettez cela dans un petit sac de satin ou taffetas, que suspendrez dans l'esprit de vin. On y peut ajoûter pour la saveur & le goût du Syrop rosat, vous en mettrez quatre onces sur une pinte de cet Esprit, parce qu'il le rend fort doux & agréable.

Reméde pour la goutte chaude & froide, sçavoir la Podagre, Chirargre, Sciatique & Gonagre.

AMassez au mois de Mai des Annetons que sécherez & réduirez en poudre, laquelle vous mettrez dans un verre, y versant dessus de bon esprit de sel qui surnagera de deux ou trois doigts, puis vous mettrez le tout en digestion pour en extraire la teinture ; L'esprit de sel étant éteint, il le faudra tirer & en mettre de nouveau : Ce que ferez jusqu'à-ce que la poudre ne rende plus de teinture, faisant en sorte de ne plus employer d'esprit de sel qu'il en est besoin pour tirer toute ladite teinture, que vous filtrerez jusqu'à-ce qu'elle ne rende plus de feces : Puis faites dissoudre deux onces de sel de Tartre dans une quantité suffisante d'esprit de sel, aprés vous le filtrerez, & mêlerez ces deux teintures ensemble & les digérez à chaleur lente l'espace de huit jours, puis les séparerez des feces par filtration, & garderez dans un verre bien bouché. La manière de se servir de ce Reméde est telle.

Commencez par une petite doze comme deux ou trois goutes, & augmentez toûjours la doze jusqu'à-ce que vous sentiez un peu de cuisson en urinant. Pour lors vous diminuërez la doze, tant que vous n'en sentiez plus. Con-

 tinuez

tinuez ainſi, prenant cela dans la petite biére, ou hydromel; & ayant pris ce remède trois ou quatre jours de ſuite, prenez de nôtre Antimoine diaphorétique, & vous purgez le jour ſuivant avec poudre de racine de Jalap demi dragme; Crême de Tartre un ſcrupule en poudre ſubtile mêlé avec l'autre, & incorporé avec Syrop de Roſes laxatif, le matin à jeun. Cette Médecine purge par les ſelles les gouttes chaudes ou froides.

Remède pour ceux qui ont courte haleine.

LE ſuc de baſilic pris au poix d'une demi once, bû avec une demi ſcrupule de ſafran, ſert merveilleuſement à ceux qui ont l'haleine courte.

Remède purgatif pour les perſonnes délicates.

PRenez gutte-gomme en poudre paſſée par un tamis de ſoye, puis mêlé avec ſyrop roſat & en formez des pilules : La doze de la poudre eſt depuis ſept juſques à onze grains. Cette Médecine purge ordinairement par les ſelles ou vomiſſemens faciles. Le jour après la purgation vous recommencerez à prendre la même doze de ladite liqueur, comme le jour précédent, & continuerez trois jours conſécutifs, puis reprenez l'Antimoine diaphorétique, & vous purgez comme ci-devant : Vous ferez le même juſques à guériſon. Durant cette cure, le malade doit s'abſtenir de viandes ſalées, épicées, & du poiſſon, & ne boire que de la petite Ptiſanne ou biére douce les jours qu'ilſe purgera ou prendra de la teinture.

Ex-

Excellent Emplâtre pour appaiser en un instant les douleurs de la goutte.

PRenez raisine de Pin , raisine commune , de la Cire jaune , de chacune quatre onces : deux dragmes de cloux de girofle , safran Oriental une dragme & demie , de l'axonge de cerf une dragme : fleurs de muscade , deux dragmes. Faites dissoudre les Raisines dans un vaisseau avec de la Cire ; & étans fonduës , vous y jetterez les ingrédiens ci-dessus en poudre , & les mêlerez bien ensemble , le vaisseau étant hors du feu , puis y verserez peu à peu une pinte de vin d'A-lican , que remuërez bien pour l'incorporer avec le reste , & étendrez sur du cuir blanc , de la largeur & grandeur de la partie affligée.

Autre Reméde éprouvé du Docteur Stephen Médecin.

PRenez deux livres de Cire vierge , une de-mie once de graisse de Porc , deux onces de suif de mouton , huile de Ungula Caballina , & de l'eau de Plantin & de Roses , de chacune deux dragmes , eau d'Estragon , eau de Bourro-che , de chacune demie once , deux Muscades , deux cloux de girofle , & un peu de fleurs de muscade , le tout en poudre mêlé ensemble , puis faites bouillir à petit feu , jusqu'à-ce que cela se réduise en onguent , dont vous oindrez la partie douloureuse si chaud que le malade le pourra souffrir : étendez-en sur des linges & les appliquez.

AUTRE.

IL faut prendre un pain blanc d'un fol que couperez en petits morceaux, & mettrez dans l'eau froide, puis prenez une poignée de feuilles de Rofes rouges ; le jaune & blanc de deux œufs battus enfemble, pour deux fols de fafran fec en poudre, & puis tirez le pain dē l'eau & le faites bouillir dans du lait avec le refte des ingrédiens, & l'appliquerez fi chaud que le malade pourra l'endurer.

Reméde infaillible pour la Sciatique & Rhumatifme.

VOus prendrez Storax liquide, Cire jaune, poix neuve & miel, de chacun quatre onces ; de la canelle, du poivre en poudre, de chacun une once : mettez tout enfemble dans un pot neuf que laifferez bouillir un bouillon, le remuant foigneufement, puis ôtez-le du feu, & y mettez quatre onces d'Aloës, & une once d'huile de fleurs de Lis : Faites - les toutes bien incorporer en remuant, puis remettez le pot fur la cendre chaude ou braife, & remuez toûjours, jufqu'à-ce qu'il foit en confiftence d'onguent que mettrez fur du cuir & appliquerez : Si le mal eft dans toute la cuiffe, il faut prendre une peau d'Agneau entiére pour l'enveloper & pour fervir d'emplâtre, que vous pourrez laiffer fept ou huit jours s'il en eft befoin. Si quelque tems aprés vôtre mal revient, vous appliquerez derechef ce Reméde, car il fe gardera long tems.

Reméde pour les Ecrouelles du Docteur Farrar, qui m'a assuré d'en avoir guéri des opiniâtres & inveterées, touchées plusieurs fois par le Roi d'Angleterre, pensées par les plus habiles Chirurgiens, & abandonnées comme incurables.

PRenez des limaçons de jardins ou Vignes, à coquilles grises ou blanches, pilez lesdits limaçons dans un mortier avec un peu de persil, jusqu'à-ce qu'ils soient en consistence d'emplâtre, qu'appliquerez sur les Ecrouelles, & en changerez une fois en vingt-quatre heures. Ce reméde est bon aussi pour appaiser la douleur de la goutte chaude.

Autre Reméde éprouvé par le Docteur Havervelt.

PRenez de bon Mercure sublimé fait par le Vitriol de Dantzic, & calciné au jaune avec Sel & Salpêtre, dans la proportion ordinaire : mais aprés qu'il est sublimé, il faut le sublimer encore une fois par soi-même, & en poudre seulement la partie cristaline, une once que broyerez dans un mortier de verre avec son pilon, jusqu'à ce qu'elle soit en poudre bien subtile, que vous mettrez dans une grande bouteille de verre, & verserez dessus deux pintes de bonne eau de fontaine. Bouchez bien ledit vaisseau, & le laissez ainsi quelques jours, l'agitant & remuant souvent : puis l'ayant laissé reposer au moins vingt-quatre heures, versez-en le clair, que filtrerez par un entonnoir de verre : Prenez une cueillerée de cette eau, & la mettez dans une phiole avec deux cueillerées d'eau de fontaine : remuez-le bien ensemble en agi-

tant

tant la phiole, puis mettez la liqueur dans un verre, & la donnez au malade le matin à jeun. Il se doit tenir chaudement, qu'il se promene tant qu'il pourra ; mais ne boive ni mange que deux ou trois heures aprés que la Médecine aura operé ; Ce qui se fera par des selles & un vomissement facile. Le lendemain si vous vous sentez assez fort, prenez-la derechef, que si c'est trop de la prendre tous les jours, vous pouvez laisser quelque jour d'intervalle.

Par ce Reméde on guérit toute sorte d'Ecrouelles ouvertes ou fermées, le Cancer ou Loup, soit aux mamelles, ou autres parties du corps : Toutes sortes de Pustules & Ulceres : Toutes vieilles blessures telles qu'elles soient. A un enfant vous donnerez la doze moindre de l'eau Médecinale & de l'eau fraîche. Aprés le premier ou second vomissement, le malade pourra prendre quelque bouillon clair, comme l'on a accoûtumé de faire en pareilles occasions.

Reméde pour les Ruptures ou Hernies experimenté par le Docteur Floïd, qui en a guéri une Dame de qualité.

PRenez Sigillum Salomonis, Aigremoine, & Scolopendre, Politrix, racine de fraisier, de chacune une poignée, que vous pilerez toutes dans un mortier, puis le ferez bouillir dans deux pintes de vin blanc, mesure de Paris, l'espace de deux heures le vaisseau bien bouché, afin que les esprits ne s'exhalent, ensuite passez la liqueur par un linge que presserez fort, & en donnez à boire au malade un bon verre le matin à jeun ; un autre une heure aprés, & continuerez ainsi jusques à l'entiere guérison, en prenant ces deux verres tous les matins.

Autre

Autre Reméde , par lequel a été guéri un enfant d'une Hernie ventueuse.

PRenez la fiente d'une vache bien chauffée devant le feu, & étendez-la sur du cuir en forme de cataplâme , puis mettez dessus de la semence de Cumin & l'appliquez tout chaud , étant réfroidi vous en mettrez de nouveau. L'enfant fut guéri en deux jours, ayant continué le Cataplâme comme dessus sans intervalle.

Reméde pour les Descentes de Boyaux.

PRenez environ une once de fiente de cheval entier : une once de racine de Feugere mâle en poudre , une once d'Hermonial en gomme : mettez le tout bouillir dans du vinaigre , & en faites une emplâtre que vous appliquerez sur la descente bien serrée avec un brayer.

Reméde pour le Cancer , soit à la mamelle ou à la bouche , ou autre endroit du corps.

IL faut prendre la grosseur d'un œuf d'alun que vous ferez dissoudre dans de l'eau de fontaine , puis faites rougir un morceau d'acier & réfroidir dans ladite eau : Continuez six ou sept fois la même chose , puis trempez du charpie dans cette eau , ensuite vous essuyerez le pus du Cancer avec ce charpie. Il ne faut pas essuyer deux fois à une même place avec la même charpie : car vous remettriez la matiere que vous auriez ôtée des autres endroits. Continuez à essuyer avec de nouveau charpie tant que vous ayez bien tout nettoyé , puis prenez un grand mor-

D 4

ceau

ceau de charpie trempée dans ladite eau pour en couvrir entiérement le Cancer, & mettez desfus une emplâtre de Diapalme. Changez tous les matins & foirs jufques à guérifon, laquelle arrivera en peu de jours.

Autre Remède pour le Cancer.

PRenez de Panais fauvages (les fleurs en font blanches & fort petites) que pilerez enfemble ; fçavoir, fleurs, feuilles & tige : & les appliquerez fur le mal en forme de Cataplâme, dont vous changerez le matin & foir, il guérira en fort peu de tems.

Remède pour le Chancre de la bouche.

PRenez neuf feuilles de Chicorée, autant de Plantin, & autant de rhuë, que vous ferez bouillir enfemble dans de l'eau de fontaine avec une cueillerée de miel, l'efpace d'un quart d'heure : puis ôtez-le du feu & en gargarifez la bouche, & même en bûvez, frottez & nettoyez vôtre bouche avec l'herbe & guérirez infailliblement.

Autre Remède pour le Chancre de la bouche.

PRenez une pinte de vinaigre fort, mettez-y de l'alun de roche la groffeur d'une noix. Puis le faites bouillir avec du miel, autant qu'il en faut pour l'adoucir : vous gargariferez la bouche de cette liqueur chaude, & mettez fur le mal un linge trempé dans icelle.

Remède

Reméde pour mal des Poulmons de Monsieur Lumeley Chirurgien.

PRenez la pelure épaisse de six pommes de reinette, que ferez bouillir dans trois chopines d'eau à la diminution d'une pinte, & vous l'adoucirez avec du Sucre Candy. Bûvez-en un bon verre en vous couchant. Cette liqueur est bonne aussi pour la fiévre, en la prenant dans un peu de syrop de Citrons.

Autre Reméde pour la Toux & le mal de Poulmon de la Comtesse de Kent.

PRenez une livre de meilleur miel que ferez fondre dans un pot de terre, puis ôtez-le du feu, & y mettez pour deux sols de fleurs de soulphre, & autant d'Enula Campana, autant de réglisse en poudre, & autant d'eau-rose, remuez bien tout ensemble pour les faire incorporer. Puis mettez-le dans de la fayence, & en prenez la grosseur d'une noix le matin & le soir, & à toute heure, quand vous serez incommodé de la Toux, comme la nuit. Faut le laisser fondre peu à peu en vôtre bouche, & non pas l'avaler tout d'un coup.

Autre Reméde pour le mal de Poulmons.

PRenez une Poularde que remplirez des ingrédiens suivans; sçavoir d'une once de conserve de roses, conserve de bourroche & buglosse, de chacune demie once : des pepins de pomme de Pin, de Pistaches, de chacune demie once: Pilez cela dans un mortier; puis prenez carabé

bé ou ambre jaune en poudre demie once : mêlez tout cela ensemble, & le mettez dans la poularde, dont vous couserez le ventre afin que rien ne se perde. Puis faites-la bouillir dans trois pintes d'eau ; mettez-y de l'aigremoine, endive, chicorée, de chacune une poignée, racine de fenouil, racine de caprés, & de gros raisins bleus sans les pepins, de chacun une poignée. Quand ladite Poularde sera presque cuite, vous la tirerez & pilerez dans un mortier, puis la remettrez dans la liqueur pour la faire bouillir encore deux ou trois bouillons. Ensuite passez cela par un tamis ou linge, & y mêlez un peu d'eau de roses rouges, & une chopine de vin blanc, & vous en boirez le matin à jeun dans le lit, & dormez aprés si vous pouvez,

Autre Reméde pour le mal de Poulmons.

PRenez deux ou trois os de bœuf où il y a de la moëlle : brisez-les & les faites bouillir dans quatre pintes d'eau jusques à la moitié de diminution. Puis passez la liqueur & laissez refroidir pour la mettre aprés dans un pot de terre avec un Poullet mâle, un jaret de veau, & la croûte de dessous d'un pain blanc : puis deux onces de raisins sans les pepins : six dattes & un peu de fleurs de muscade. Vous laisserez bouillir cela jusques à consistence de la moitié. Ensuite passez-le par un linge, prenez des pistaches dont vous ferez émulsion, que mêlerez avec vôtre bouillon, & l'adoucirez avec du sucre, & en prendrez un demi septier de bon matin, & sur les trois heures aprés midi. Ainsi vous continuërez pour quelque tems.

Eau excellente pour les Pulmoniques, ou ceux qui sont en danger de l'être.

PRenez trois chopines de lait , une pinte de vin rouge, que mêlerez bien avec douze jaunes d'œufs frais bien battus. Puis mettez-y du pain blanc tant qu'il en faut pour imbiber tout le vin ; ensuite ajoûtez-y des fleurs de Primulaveris , distillez le tout : & de cette eau distillée, vous prendrez une cueillerée dans un bouillon fait de mouton ou volaille , pendant un mois & serez guéri.

Autre Reméde pour les Pulmoniques, & ceux qui crachent du sang.

PRenez l'herbe nommée Ungula Caballina , qu'incorporerez bien avec du lard , & le jaune d'un œuf frais', & les ferez bouillir ensemble dans une poëlle , & en ferez manger le matin au malade , neuf ou dix jours de suite , & vous en verrez les effets. Cette médecine est aussi bonne pour faire devenir une personne grasse.

Autre Reméde infaillible pour les personnes qui crachent du sang, éprouvé par Monsieur Boile.

VOus prendrez de la racine de consolida six onces, deux poignées de feuilles de plantin que pilerez bien ensemble dans un mortier, puis en presser le jus & passer par un linge , dont vous ferez un syrop , ayant laissé rasseoir ladite liqueur. Prenez de ce syrop plusieurs fois le jour, ou deux cueillerées à chaque fois. Si vous voulez vous en servir d'abord , vous prendrez parties

ties égales de jus & de sucre : mais si vous le gardez toute l'année, il y faut mettre deux parts de sucre sur une de jus.

AUTRE.

Faut prendre du jus de Betoine que mêlerez avec du lait de Chevres, & le ferez boire au malade à jeun durant trois ou quatre jours.

Pierre medicinale de Monsieur Trear Chirurgien fameux de Paris, tiré de son livre que la Veuve me prêta l'an 1660.

Vous prendrez premiérement une livre de vitriol verd, demie livre de vitriol blanc, une livre & demie d'Alun, d'Anatron & de sel commun, chacun trois onces, sel de tartre, d'armoisie, d'absinthe, de chicorée, de plantin, de persicaire, de chacun demie once : que tous ses sels soient mis dans un pot neuf de verre, dans lequel on jettera suffisamment du vinaigre rosat. Ensuite vous faut faire cuire cela lentement sur les charbons en l'agitant souvent, & lors qu'il commence à s'appaiser jettez-y demie livre de ceruse de Venise bien pulverisée, quatre onces de bolarmenic, faut avoir soin de le bien mêler : continuez cette agitation sur le feu, jusqu'à-ce que cette masse soit reduite en pierre, que vous garderez pour l'usage ayant brisé ce pot.

Ses vertus & usages.

Quant à ses vertus elles sont innombrables : quant à la maniere de s'en servir elle est telle.

Faut

Faut prendre de l'eau de pluye, y faire lique-
fier une once de ladite pierre, à faute d'eau de
pluye, celle de riviére peut suppléer, mais non
de fontaine. Faites ensuite la mixtion & jettez
le reste, car on ne se sert que de l'eau claire en y
trempant un linge.

Elle guerit premiérement tous les ulceres exterieures du corps, étant lavez soir & matin, &
y appliquant le linge mouillé de ladite eau.

Elle arrête toutes les defluxions, mondifie &
fortifie la playe : desseche les ulceres inveterées,
purifie & nettoye toutes les parties malades,
au grand étonnement & admiration de ceux qui
en font experience.

Elle affermit les dents, empêche la putrefaction des gencives, arrête les larmes des yeux :
mitige la douleur, & ôte les rougeurs, les côtez seulement des paupieres étant arrousez de ladite Eau, avec une petite plume ou autre chose propre.

Si l'on veut encore s'en servir aux yeux pour
l'ophtalme ; on la peut mêler avec l'eau de Roses & de verveine, dans lesquelles ladite pierre
se dissoudra ; toutesfois si c'est avec l'eau de
verveine qu'on la dissout, il faut que ladite herbe soit cueillie au mois de Juin & Juillet avant
le Soleil levé, & la laisser un mois en digestion, puis la distiller.

Elle guerit du feu sacré ou de S. Antoine :
comme aussi des heresipeles, mettant un linge
trempé dans icelle sur le mal.

Il faut observer de mouiller ledit linge aussi-
tôt qu'il est sec, & sans doute on sera gueri dans
vingt-quatre heures, que si par hazard il demeure quelques trous, il le faut humecter de ladite

eau

eau, & l'on verra des effets aussi surprenans que profitables.　Pour les galles tant des mains que du corps, vous vous en laverez le soir avant que vous alliez coucher.

Elle guerit aussi les dartres : mais il faut que l'eau soit un peu plus forte & qu'elle ait moins servi, car pour lors elle a plus de vertu, comme il est facile de juger.　Elle est aussi excellente pour la teigne.

Ses effets sont miraculeux pour les chancres déja ouverts des mamelles : elle ne l'est pas moins pour ceux de la bouche, outre qu'elle est grandement bonne pour quelque mal de gencive que ce soit.

Elle guerit le Noli me tangere, ulceres du gogosier & autres excoriations de bouche, de quelque maniére qu'elles soient arrivées.　Il faut chauffer un peu cette eau, & s'en gargariser la bouche : que si le mal étoit un peu trop grand, vous y tremperez un pinceau & en laverez la partie affligée.

Elle mortifie & mondifie quelque playe que ce soit, quoi qu'inveterée, & ce qui est de plus remarquable, c'est que son operation se fait sans faire sentir aucune douleur au malade.

Item. Si ceux qui ont des pustules ou vessies blanches aux pieds, se lavent de ladite eau, ils sont assurez d'être bien-tôt gueris.

C'est encore un medicament grandement bon pour les apostemes y appliquant comme ci-dessus un linge mouillé de cette eau.

Pour toutes sortes de brûlures, soit de feu, fer, plomb, huile, graisse, il faut seulement mettre dessus la brûlure le linge qui aura trempé dedans l'eau, & continuer quelques jours.

Pour le Fit, qu'on appelle ordinairement le
feu

feu de S. Fiacre (c'est un mauvais ulcere entre les doigts ou autres parties) de quelque espece qu'il soit, il sera guéri en y appliquant un linge trempé dans cette eau comme dessus.

On peut ajoûter de la myrrhe & de l'encens, faisant toûjours lentement la coction, afin que par la force du feu la vertu des ingrediens ne s'évapore, ou que les gommes de myrrhe & d'encens ne se brûlent.

Ptizane laxative de Monsieur Trear.

PRenez une bonne poignée de Pimpernelle, demie once de Sené, deux onces d'anis verd, demie once de reglisse, le poids d'un écu de Rhubarbe, demie once de cristal mineral, pour deux sols de canelle en bâtons, deux citrons à jus. Faut mettre le tout dans la décoction des herbes trempées vingt-quatre heures, & en prendrez un bon verre le matin, un autre devant dîner, & un troisiéme sur les quatre ou cinq heures aprés-midi, s'il en est besoin.

Eau clairette contre la Gangrene, par laquelle il s'est fait des cures admirables.

VOus prendrez de l'encens blanc, mastic bien net, gerofle, galanga, canelle cubebes, de chacun deux onces, bois d'Aloës une once, le tout en poudre, puis y mettez deux onces de Thérébentine de Venise, miel blanc une once, quatre livres d'eau-de-vie bien rectifiée. Laissez infuser tout cela dans une cornuë de verre bien bouchée l'espace de vingt-quatre heures ; aprés le distillerez au bain marye, jusqu'à-ce que vous ayez tiré deux eaux ; dont l'une est clairette,

&

& c'eſt la bonne, l'autre blanche : vous le mêlerez enſemble & les garderez pour l'uſage.

Il faut pour s'en ſervir faire un peu tiedir cette eau, en laver la partie malade, y laiſſer du charpie ou linge trempé dans icelle, que ne releverez point qué ſix heures aprés.

Si vous voulez pouſſer la ſuſdite matiére ſur le ſable aprés vôtre eau tirée, vous en ferez une huile fort vulneraire, qui eſt particuliérement excellente pour les vieilles playes & ulceres inveterez.

Huile d'or, avec laquelle un homme de qualité guérit la Gangrene, tous les vieux Ulceres, Chancres, Cancers, &c.

PRenez eſprit de ſel deux parts, eſprit de Nitre une part, dans leſquels vous ferez diſſoudre tant d'or en feuille que cette liqueur en pourra diſſoudre : puis la diſtillerez à chaleur lente du bain marye, juſqu'à-ce que l'or ſoit en gomme ou ſel criſtallin, que ferez diſſoudre par ſoi-même à l'air, puis diſtillerez derechef & la reſoudrez : continuez tant de fois qu'elle ne ſe congele plus, & qu'elle demeure liquide & colloré, de laquelle oindrez les ulceres, y trempant une plume, que paſſerez légerement ſur toute la partie affligée & tout à l'entour. Par ce reméde il a guéri en dix jours un ulcere fort malin à la jambe d'un homme, qui l'avoit depuis trois ans : Comme auſſi un Cancer à la jouë d'une femme en quinze jours ; laquelle femme avoit été long-tems entre les mains des Chirurgiens, qui n'en pûrent venir à bout. Il en a encore guéri une autre qui avoit dix-ſept Chancres, *in pudendo*, en l'eſpace de quinze jours.

Reméde contre les piqueures & morfures des Serpens & Couleuvres, expérimenté par Monfieur du Buiſſon à Flaires.

VOus prendrez de la petite confolida ou pacrette à fleurs blanches, du cerfeuil, du blanc de porreau, du grand plantin large, de chacun une poignée : du jetton de genina les extrémitez deux poignées, de la crême douce de lait du même jour à difcretion, une bonne poignée de gros fel marin. Il faut piler le tout enfemble, & du jus en frotter la morfure, laquelle fera dure dans la chair & quelquefois noire : mettez aprés tout le marc fur la partie, & le bandez bien avec un linge, l'enflure fe diffipera en peu de tems & le mal guérira.

Ce Reméde fe peut faire en tout tems. Monfieur du Buiſſon en a fait des cures à des perfonnes à qui les Chirurgiens vouloient couper les bras & jambes ; entr'autres à un homme qui avoit été mordu d'une Couleuvre. Il fut guéri en ma prefence un Bohemien, qui avoit le bras tout noir de coups.

Reméde pour la perte de Sang aux femmes, dont celle de Monfieur du Buiſſon fut guérie en ma prefence.

PRenez du crane humain bien net, rapezen une dragme que mettrez infuſer à froid dans un verre de vin blanc pendant une nuit : & le prendrez matin à jeun de deux en deux jours, & dans deux ou trois fois ferez guérie.

Excellent onguent pour guérir toutes sortes d'ulceres vieux & nouveaux, pour faire aboutir les tumeurs & fortifier les parties, de Monsieur Boisguillaume.

IL faut prendre un pot de terre neuf bien vernissé, demie livre d'huile d'olive, deux onces de ceruse, deux onces de litarge d'or, deux onces de poix de Bourgogne, huit onces de cire neuve, deux onces de bonne myrrhe.

Pour le faire cuire faut commencer par l'huile, sçavoir demie heure toute seule, puis la ceruse dans icelle une bonne heure, la litarge d'or aprés une demie heure, la poix sans broyer un quart d'heure, la ceruse & la litarge doivent être broyées : la cire doit être mise par morceaux aprés les choses susdites, pour y être une demie heure, & le tout à petit feu, sans faire bouillir l'onguent : faut remuer de tems en tems, excepté la poix de Bourgogne ; ensuite retirez le pot & y mettez la myrrhe peu à peu, en remuant jusqu'à-ce que vous voyez que l'onguent se prenne. Il faut la laisser reposer trois jours avant que s'en servir, la myrrhe se fond mieux n'étant pas si fort broyée.

Les emplâtres sont de linge, & l'onguent étendu sur icelui fort mince.

Autre Reméde pour les morsures des Serpens & Chiens enragez.

PRenez une poignée de pignons ou amandes de noisettes, autant de rhuë, un ail entier, que pilerez tout ensemble avec un peu de thériaque, & si c'est pour morsure de Couleuvres, Serpens ou Vipéres, vous boirez ceci dans du

Au vin ou de la biére : si c'est d'un chien enra-
gé , vous le prendrez dans du lait , & aplique-
rez sur le mal la masse dont vous aurez tiré le
jus.

Autre Reméde contre la morsure des chiens enragez,
tant pour les hommes que pour autres animaux.

IL faut prendre une dragme de thériaque ,
une poignée de rhuë , une cueillerée de raclures d'étain , que ferez bouillir tout ensemble
dans une pinte de biére à diminution de la
moitié : puis boirez deux cueillerées de cette liqueur matin & soir quelquefois le jour.

Reméde pour la Gangréne.

PRenez une bonne poignée de feuilles de
betoine d'eau , non de bois , que ferez
bouillir dans une pinte de bonne eau-de-vie
à la diminution de la moitié , puis après avoir
fait incision crucialle , en laverez la partie gan-
grenée ; étuvez-la bien avec les feuilles , dont
en laisserez trois ou quatre sur le mal selon la
grandeur.

Huile pour les Loupes & vieux Ulcéres , de Monsieur Trear.

VOus prendrez une forte phiole d'une pinte
& demie , qu'emplirez à moitié de bonne
huile d'olive , le reste vous l'emplirez de grand
Petun , dit Nicosianes : bouchez-la & la couvrez de fiente de cheval ; vous la laisserez ainsi
un mois , & l'huile en sera toute verte.
Pour s'en servir , il faut laver la playe de son

urine

urine, l'essuyer & tremper un charpi dans la
dite huile, deux fois le jour.

Reméde pour toute inflammation de Cancers, & toute sorte de brûlures, &c.

PRenez demi septier d'eau-de-vie, dont la
moitié servira à dissoudre, une once de Therebentine de Venise, que battrez bien ensemble, aprés trois jaunes d'œufs, ausquels vous
ajoûterez une once d'huile d'ipericon que mêlerez bien l'un aprés l'autre, & appliquerez de
cet onguent sur l'inflammation & un linge en
double par dessus, mouillé dans le reste de l'eaude-vie.

Reméde pour guérir toute sorte d'Apostemes ou Absés sans faire incision ou causer rupture de la peau, éprouvé.

FAut prendre un grand porreau ou deux médiocres, dont jettez le verd, & enveloppez
le blanc d'un linge moette, que mettrez cuire
sous les braises, sans toutefois l'y laisser trop
long tems, puis le pilerez dans un mortier avec
un petit morceau de graisse de porc. Vous en
ferez une emplâtre qu'appliquerez bien épaisse
sur le mal, & l'y laisserez l'espace de sept heures : ensuite vous en mettrez une autre pour le
même tems, & continuërez ainsi jusqu'à-ce que
toute la matiére soit sortie, ce qui arrivera en
trois fois de réitération d'emplâtres, lesquelles
enterrerez ou jetterez au feu, à cause de leur
puanteur extraordinaire.

On peut avec cet onguent guérir toute sorte
d'infirmitez qui arrivent aux oreilles, soit apostemes

temes, furdité, bruiſſement ou tintement.

Eau vulneraire pour les Ulcéres interieurs , par laquelle Monſieur de Burgo a gueri un Pére Capucin , qui étant taillé de la pierre ne pouvoit être gueri : comme auſſi une fille laquelle ayant un Ulcére dans les reins , rendoit ſes urines par le dehors de la lumbe : & ce en ſix ſémaines.

FAut prendre feuilles de grande Conſoude , Aigremoine , Armoiſe , de chacune deux poignées ; herbe Robert trois poignées, Mumie liée dans un petit linge demie once. ; ſix poignées des deux Veroniques. Faites infuſer le tout dans du vin blanc & eau commune trois demi ſeptiers de chacun , ſur les cendres chaudes l'eſpace de 24. heures : puis vous en paſſerez la liqueur , & du marc vous diſtillerez une eau que mêlerez avec l'autre , & en ferez prendre au malade le matin quatre onces qui font un petit verre, il ne faut pas qu'il mange de deux heures aprés , le ſoir ſur les quatre heures , il en poura prendre encore autant.

Onguent pour les Playes & Ulcéres.

PRenez huit onces d'huile de noix , ceruſe , minium de chacune quatre onces , bol armenien deux onces, une once d'alun brûlée, miel blanc huit onces : vous mettrez l'huile de noix chauffer dans un baſſin, où vous verſerez la ceruſe , minium , bol armenien peu à peu , & en poudre ſubtile , remuez bien pendant deux heures, puis y ajoûtez le miel & l'alun en poudre que laiſſerez encore ſur un petit feu l'eſpace de deux heures , remuant toûjours

E 3

lors

lors que vous le verrez en consistence d'onguent, tirez-le du feu, & remuez jusqu'à-ce qu'il soit refroidi.

Digestif pour se servir avec l'onguent susdit, lors qu'il y a inflammation ou hérésipeles.

PRenez pour deux sols de Therebentine de Venise lavée avec de l'eau, le jaune d'un œuf, & pour un sol d'huile rosat, battez bien le tout ensemble, & vous en servez sur un plumasseau de charpi & une emplâtre dudit onguent, avec une compresse mouillée dans l'esprit de sel & le digestif mêlé ensemble, puis le bien bander.

Onguent pour toute sorte de Dartres, Graselles, Bourgeons & Rougeurs au visage.

FAites dissoudre deux onces de Mercure en quatre onces d'eau forte, & jettez sur la dissolution deux livres d'eau de fontaine où vous aurez dissout deux poignées de sel : le mercure se precipitera en chaux blanche ; quand tout sera bien rassis, ôtez-en l'eau claire que garderez ; puis prenez ce qui demeure au fond, & le remettez sur une livre de graisse de porc fonduë dans un pot, qu'elle soit bien chaude en y versant le mercure, & que le pot soit hors du feu : remuez bien à mesure que vous l'y mettrez : ensuite faites bouillir sur le feu jusqu'à-ce que toute l'humidité & substance mercuriale soit évaporée, mouvant & agitant continuellement : puis le tirez du feu remuant encore tant que la graisse soit refroidie & congelée.

Voici la maniére de se servir de ce Reméde ;

Pre-

Premiérement, si le mal est grand il faut tirer du sang & purger, puis prendre l'eau susdite, la faire chauffer, y tremper un linge dont vous étuverez & frotterez le mal, & mettrez une compresse dessus mouillée dans ladite eau, faites ainsi deux ou trois fois par jour, quand vous jugerez que l'eau aura suffisamment attiré les humeurs acres, alors vous l'oindrez avec l'onguent susdit si chaud que le malade pourra souffrir, & en appliquerez aussi une emplâtre, qui sans doute appaisera la douleur & dissipera l'inflammation causée par l'eau. Faut le penser deux ou trois fois par jour : il en sortira beaucoup de matiere & guérira peu à peu.

Autre Reméde pour les Dartres vives.

VOus prendrez une once de Therebentine de Venise reduite en onguent par lotion en eau rose, puis fondez pour deux sols de cire blanche vierge sur un rechaut, ajoûtez-y vôtre Therebentine avec une once d'huile d'amandes douces, que battrez tout ensemble hors du feu tant qu'il soit en consistence d'onguent, que garderez en vaisseau ou boëte pour en frotter les Dartres.

Autre Reméde de Monsieur Trear pour les Dartres vives.

PRenez de la feuille d'une grande herbe nommée Parelle, que pilerez pour en tirer le jus, lequel il faut mettre sur les Dartres, & elles guériront.

Reméde infaillible éprouvé par Monsieur Trear, éprouvé aussi par Monsieur Tresfel, pour guérir la pleuresie.

PRenez une pomme, ouvrez-la par dessus afin d'en ôter le cœur & les pepins, remplissez le creux d'encens blanc, & l'ayant rebouché, faites-la bien cuire sous les cendres ; étant cuite, vous la pelerez & donnerez à manger au malade qui s'endormira aprés, pendant que son absés s'ouvrira & s'écoulera par le bas ou par la bouche, sans aucun danger.

J'ai aussi éprouvé plusieurs fois la guérison de cette maladie en faisant boire au malade trois demi verres par jour de jus de Cerfeuil, & lui appliquer extérieurement sur le côté une brique chaude, enveloppée d'un linge, & en remettre une autre lors qu'elle commence à refroidir & continuer ainsi jusqu'à guérison, ce que j'ai vû arriver presque toûjours en quatre ou cinq jours, & quelquefois en deux sans faire saigner le malade, pourvû qu'il n'ait pas grande fiévre, mais il ne faut pas saigner plus de deux fois.

Autre Reméde éprouvé pour la pleuresie.

FAut prendre un pain nouvellement cuit que couperez en deux & étendrez du thériaque sur les deux côtez & parts de la mie : chauffez-le devant le feu, & en mettez une partie sur le mal & l'autre à l'opposite, faut les attacher en sorte qu'ils ne puissent tomber. Vous le laisserez ainsi deux fois vingt-quatre heures jusqu'à-ce que l'apostéme ou absés se creve, ce que j'ai vû arriver en moins de deux jours : puis ôtez le pain,

pain, & auſſitôt le malade commencera à vomir & jetter la putrefaction de l'apoſtéme, &
ſera guéri.

AUTRE.

VOus prendrez trois crottes de l'excrément
de cheval, que ferez bouillir dans une pinte
de vin blanc juſques à la moitié de diminution,
paſſez cela dans un linge , & adouciſſez-le avec
un peu de ſucre & le donnerez à boire au malade qui doit demeurer chaudement dans le lit.

Reméde pour la ſurdité pourvû que l'on ait ouï au-trefois, éprouvé par Monſieur Trear.

PRenez de la mente ſauvage qui ſe trouve
dans les prez , frottez-en trois ou quatre
feuilles dans la main & les mettez en l'o-
reille : changez-en de deux en deux heures ,
parce que cela attire fort.

Autre Reméde pour la ſurdité.

FAut prendre de l'huile d'amandes améres ,
du Nard , de chacun ſix dragmes , du ſuc
d'oignons & de celui de rhuë , de chacun deux
dragmes , un demi ſcrupule d'ellebore noir , deux
dragmes d'huile Exeſtry , de la Colocinthe une
demie dragme : faites bouillir tout cela juſques-
à-ce que les ſucs ſoient tous conſommez : paſſez l'huile à laquelle vous ajoûterez deux gouttes d'huile d'anis , une goutte d'huile origany ;
mettez-en ſoir & matin une goutte ou deux de
cette liqueur dans l'oreille affligée , avec deux
grains de muſc & de civette , bouchez-la avec
de la laine noire.

Autre

Autre Reméde pour la surdité éprouvé par le Docteur Clodius.

PRenez une goutte ou deux d'huile ou quintessence de Romarin que ferez couler dans l'oreille étant couché sur l'autre côté : quelque tems aprés bouchez vôtre oreille avec du cotton ou laine noire trempée dans ladite huile, vous recommencerez cela de deux en deux jours s'il en est besoin.

Reméde infaillible pour arrêter le sang d'une playe, ou pour arrêter le flux de sang, ou du nez, éprouvé par la Comtesse d'Ormont.

PRenez deux parts de mousse qui vient sur les têtes de morts & que ce soit une tête humaine, tirez-la en la séparant & la rendez plus menuë que pourrez avec les doigts, mêlez-la avec une part de mastic en poudre, puis réduisez tout en onguent, avec de la gomme Tragagante trempée en eau de plantin & eau de roses, ensuite l'étendrez sur du cuir ou linge la longueur du poulce & non si large, & le mettez sur la veine du front descendant sur le nez, mais pour le flux de sang, il faut qu'il soit de largeur de la paume de la main, & appliqué sur le nombril.

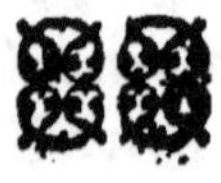

Autre Reméde souvent éprouvé pour arrêter les grandes saignées du nez.

PRenez de l'herbe nommée Burfupaſtoris , flairez deſſus & la tenez dans la main ; il ſuffira de la porter ſur ſoi en la poche.

Autre Reméde pour arrêter le ſang du nez ou playe, quoi qu'une artere ſoit coupée.

VOus prendrez de la poudre de certaines bal- les nommées veſſies de loups , & la mettez fort épaiſſe ſur la playe , & ſi vous avez la balle vous pouvez mettre par deſſus la poudre un peu de la partie fongeuſe de la balle du côté de la queuë ou de la tige , & l'attacher deſſus la playe : ſi cela n'arrête d'abord , vous y mettrez encore de ladite poudre.

Autre Reméde pour arrêter le ſang du nez, coupures , bleſſures & toutes playes , tant pour hommes que pour autres animaux.

VOus prendrez du poil de liévre , de la mouſſe d'un arbre nommé Ache, le poil de liévre un peu haché , mêlez avec ladite mouſſe auſſi hachée, un peu de Bol armenic : puis humec- tez le tout avec un peu d'eau , & le mettez dans les narines ſaignantes , ſi c'eſt pour une playe , il faut premiérement couper la peau & les petits morceaux de chair détaché du reſte , autrement le ſang ne s'arrêtera pas : cela étant fait , vous appliquerez le reméde ſuſdit.

Excellente Emplâtre de Nuremberg, qui a grande vertu.

IL faut prendre demie livre de litarge d'argent, une pinte de bon vinaigre de vin blanc, mêlez-les bien ensemble, & les laissez ainsi trois jours, puis ôtez le clair & y ajoûtez demie livre de Minium, & autant d'eau de sperme de Grenouilles, laissez-les ainsi l'espace de trois jours ensemble remuant quelquefois avec un bâton, puis étant bien rassis vous en verserez le clair auquel ajoûterez une once d'huile d'olive & trois de sel commun jusques à consistence d'emplâtre, y mettant sur la fin un peu de camphre.

Emplâtre de plomb composée par Monsieur Digby, ayant de grandes vertus.

PRenez deux livres & quatre onces de la meilleure huile d'olive, blanc de plomb, minium rouge, de chacun une livre en poudre subtile, puis douze onces de savon : incorporez le tout ensemble dans un grand pot de terre vernissé que mettrez sur un petit feu de charbons, & remuerez bien pendant une heure avec une espatule de fer qui ait un bouton au bout ; cette heure expirée vous augmenterez un peu le feu que continuerez jusqu'à-ce que la liqueur soit de couleur d'huile : alors faites-en tomber une goutte sur une planche, & si elle s'y attache ou à vos doigts, c'est une marque qu'elle sera assez bouillie : ensuite coupez des linges de toille d'Hollande, & les trempez dans l'onguent tout chaud, puis roulez-les pour vous en servir en cas de besoin.

Ils se peuvent conserver deux ans.

Ses vertus sont telles, que si vous en mettez sur l'estomach, il provoque l'appetit, ôtant tous les maux & indigestions d'icelui.

Il est excellent pour le mal de ventre : appaise les coliques en un instant, étant mis sur icelui.

Si vous les mettez sur les reins, il arrête & guérit le flux de sang, la gonorrhée, la chaleur excessive du foye & de la foiblesse des reins.

Il guérit aussi toutes contusions, enflures, inflammation : ouvre les loupes, aposteme, pustules & les guérit : il attire & fait sortir les humeurs coulantes sans incision, & en l'appliquant au fondement, il guérit tous les accidens qui y peuvent arriver ; étant mis à la tête, il fortifie la vûë, & sur le ventre d'une femme, provoque les mois & la dispose à la conception.

Excellent onguent verd qui guérit toute sorte d'enflures, contusions, douleurs de membres, la crampe, la sciatique, toutes coupures, brûlures, tumeurs au visage & au gosier.

VOus prendrez des feuilles tendres d'un jeune laurier, sauge rouge, de chacun une livre que pilerez bien dans un mortier, quatre livres de suif de mouton nouveau & bien separé de ses petites peaux & membranes, mêlez-le avec vos herbes, puis y ajoûtez quatre pintes de bonne huile d'olive, & incorporez bien le tout ensemble avec la main, puis étant bien mêlez vous le mettrez pour huit jours dans une terrine, ensuite desquels vous le ferez bouillir à feu lent pendant quatre heures remuant toûjours, & y ajoûterez aprés quatre onces d'huile d'aspic, & ferez encore bouillir quatre heures : & lorsque vous verrez que l'onguent sera d'un beau verd

en

en mettant une goutte sur une assiette, vous la tirerez & le garderez bien bouché pour vôtre usage.

Emplâtre de Paracelse nommé Emplastrum fodicatorium Paracelsi. Excellent pour quantité de maux ci-aprés mentionnez.

PRenez des quatre gommes, c'est à dire Galbanum, Opponax, de chaque une dragme: Ammoniacum & Bedellicum, de chacun deux dragmes: mettez-les en poudre subtile que verserez dans un pot de terre vernissé, & jetterez dessus de bon vinaigre; laissez-le ainsi l'espace de vingt-quatre heures, puis faites-les bouillir à grand feu afin que les gommes fondent, lesquelles étans bien fondües, passez le tout dans un sac de laine, pressant bien fort pour faire écouler tout ce qui pourra passer : faites bouillir ensuite la liqueur jusqu'à-ce que tout le vinaigre en soit évaporé, remuant continuellement afin que les gommes ne brûlent au fond, puis ôtez-le du feu & le couvrez bien. Prenez deux livres d'huile d'olive, demie livre de cire neuve que mettrez dans un pot de terre vernissé sur le feu pour la faire fondre peu à peu, une livre & demie de litarge en fine poudre remuant continuellement, jusqu'à-ce que tout soit bien incorporé ensemble, & que la matiére soit d'une couleur jaunâtre : alors prenez les gommes susdites qui étoient premiérement bouillies, & en mettez la grosseur d'une noix dans la derniére matiére, & ferez ainsi peu à peu jusqu'à-ce que le tout y soit tout à fait bien fondu & mêlé, prenant garde qu'elle ne surmonte les bords du pot & se perde dans le feu, puis mettez-y les

deux

deux sortes d'Aristoloche, Calaminaris, mirrhe & encens, de chacun une dragme en poudre fi-ne que mêlerez avec ledit onguent , y ajoûtant une dragme d'huile de laurier & sur la fin qua-tre dragmes de thérébentine : faites bouillir en-semble tant que vous en puissiez faire emplâtre remuant sans cesse , ôtez-le du feu & versez-le dans de l'eau pour le pouvoir manier étant re-froidi avec vos mains graissées d'huile de camo-mille ou de roses, & le paîtrir ainsi durant trois ou quatre heures , & le garderez dans un vais-seau bien bouché : il se peut conserver cinquan-te ans.

Ses vertus sont telles. Premiérement, il est bon pour toutes blessures & playes, les sechant & mondifiant & produisant une véritable chair. Secondement , il fortifie & corrobore , faisant plus en une semaine que pas une autre amplâtre en un mois. En troisiéme lieu, jamais il n'ar-rive de putréfaction, de chair morte , ni même Gangrene : il attire les balles , cloux , épines hors les playes , étant aussi trés-excellent pour les morsures des chiens enragez ou autres ani-maux vénéneux , & pour le feu S. Antoine : il attire la matiére des tumeurs, contusions & in-flammations : fait venir à suppuration tous les cloux , & a toutes les vertus que peuvent ren-fermer les emplâtres de la composition la plus éxacte & recherchée de plus loin.

Emplâtre singuliére de Monsieur Trear pour mettre sur l'estomach.

PRenez une once de storax pilé seul, une once d'aloës socotrin pilé & broyé comme farine, & les faites bouillir ensemble en un petit chau-dron,

dron, avec demi septier d'eau rose pour mieux les incorporer : l'eau rose étant consommée, faut laisser refroidir pour avoir du miel antesat, en faire pâte & l'étendre sur une emplâtre de cuir que l'on applique sur l'estomach. Cette pâte est très-odoriferante, incorruptible ; elle fortifie merveilleusement l'estomach, dissipe les phlegmes & pituite, conserve la chaleur naturelle & non la superfluë, cela a sauvé la vie à plusieurs personnes qui étoient même à l'article de la mort, leur rendant l'usage de la parole perduë.

Autre Excellent Emplâtre pour l'estomach, qui fortifie & corrobore extrémement.

PRenez du mitridat qu'étendrez bien épais sur du cuir, pulverisez dessus de la noix muscade en assez bonne quantité, puis couvrez-le d'un autre cuir, & les cousez ensemble & les appliquez sur le creux de l'estomach. Une emplâtre servira long-tems : il faut qu'elle soit de largeur de la main. Guérit toutes les indigestions & maux d'estomach qui causent le flux de ventre.

Baume ou Onguent rouge de vertu admirable de Monsieur le Comte de Hollis.

PRenez trois livres de bonne huile d'olive, thérebentine une livre, cire jaune demie livre, santal rouge deux dragmes, sanguis draconis pour six sols : faites bouillir l'huile dans du vin d'Espagne, & y mettez ensuite la thérebentine lavée dans de l'eau rose, après la cire que ferez bouillir ensemble jusqu'à-ce qu'en remuant toujours, le

vit

vin d'Espagne soit tout consommé : ensuite vous y mettrez le reste des choses susdites que laisserez venir à consistence d'onguent sur le feu, & le passerez par un linge. Ce Baume guérit toute sorte de playes nouvelles en vingt-quatre heures ; est excellent pour toutes contusions & inflammations ou apostemes : il tire hors les playes tout ce qui peut avoir offensé en entrant dans la chair, par éxemple, éclats de bois sous les ongles, épines & autre semblables : Il appaise les douleurs des os & nerfs, & les fortifie : il guérit les maux de tête, une dragme d'icelui prise par la bouche dans du lait chaud, est merveilleux pour les maux interieurs, comme toux de Poulmons, foiblesse & indigestion d'estomach, opilation de rate, & abondance de pituite. Il est encore admirable pour toute sorte de poison : si l'on le prend dans de l'eau de canelle, ou du vin blanc, il guérira assurement la gonorrhée.

Reméde pour les Contusions.

PRenez du miel que mettrez fort épais sur des étoupes & appliquerez sur le mal, l'ayant premiérement étuvé avec esprit de vin, dont vous répandrez aussi un peu sur les étoupes & sur le miel.

Par ce Reméde a été guéri un garçon, qui étant tombé sur le visage, il lui vint d'abord au front une tumeur grosse comme un œuf, laquelle fut guérie le lendemain.

L'esprit de vin en cette occasion est beaucoup meilleur s'il est impregné de la teinture d'hypericon.

Pour faire le Baume ou huile de Tabac , qui a de
vertus admirables.

PRenez les queuës de feuilles de Tabac &
les diſtillez dans un alembic avec trois chap-
pes & trois recipiens l'un aprés l'autre.
Dans le premier vous aurez une eau , dans le ſe-
cond récipient vous aurez une huile , & dans le
troiſiéme un Baume , que garderez tous trois ſé-
parément. Le Baume eſt excellent pour toutes
ſortes d'ulceres & playes : on en a guéri un
trés-mauvais ulcere à la jambe d'un homme : de
même une Demoiſelle a été guérie des dartres
vives qu'elle avoit au viſage : il eſt auſſi bon
pour le mal des dents , y trempant du cotton &
l'appliquant ſur la dent. Il eſt auſſi fort méde-
cinal à le prendre par la bouche huit ou dix
grains dans du vin blanc : il ouvre toutes les
obſtructions du Poulmon & du foye , mais plus
de dix grains feroient vomir : comme auſſi l'eſtomach en étant oint & frotté , mais il opére par
le bas ſi vous en oignez le bas ventre & le nombril.

Vous pouvez, tirer le ſel de ce qui vous reſte
dans le diſtillatoire , lequel eſt excellent pour pu-
rifier tout à fait le poulmon & le foye avec tout
le ſang qui feroit gâté.

Il provoque l'appetit & cauſe une digeſtion
trés-facile : il eſt auſſi excellent contre l'hydro-
piſie. La doze eſt de ſix grains pris dans une
dragme de Baume de ſouphre , en mettant un
peu de ſel dans un linge , & tenant ſur la dent,
il la guérit infailliblement & attire beaucoup
d'humeurs

Reméde pour la Gonorrhée.

FAut purger premiérement le malade trois oū quatre fois, & lui donner des émulsions rafraîchissantes, puis prenez du thériaque de Venise que laverez bien dans de l'eau rose , & le mêlerez avec mastic en poudre subtile dont la quatriéme partie suffira. Prenez de ce bolus le matin à jeun deux dragmes, & bûvez un verre de lait nouveau. Le soir au lieu de souper réïterez la même chose , & serez guéri dans dix ou douze jours.

Autre Reméde pour la Gonorrhée.

IL faut prendre toute la moëlle de l'épine du dos d'un bœuf, une pinte de vin rouge que ferez bouillir ensemble avec un peu de canelle & fleurs de noix muscades, un peu d'ambre gris : puis passez la liqueur par un linge , & en bûvez matin & soir.

AUTRE.

FAut prendre une once de noix muscade , demie once de mastic, coupez les noix de muscade, & les infusez dans du vinaigre rosat durant dix ou douze heures , puis mettez-les sur une assiette pour les faire sécher devant le feu : prenez un peu d'ambre gris , un peu de sucre que mêlerez tout ensemble, & mangez de cela une assez bonne quantité le matin & le soir.

Remède infaillible pour les défluxions & toutes maladies des yeux.

PRenez l'herbe nommée pied de Pigeon pilée dans un mortier avec fort peu de sel, & appliquez le marc & le jus au poignet du côté contraire ; par éxemple, si c'est l'œil droit qui fait mal, il le faut mettre au poignet gauche. Une Demoiselle en a été guérie, aprés avoir eu la petite vérole à l'œil de laquelle il étoit venu trois excrescences, mais elle le lavoit aussi tous les jours avec une goutte d'esprit.

Eau excellente pour les yeux.

FAut prendre du vin blanc, & eau de roses rouges, de chacun demi septier, mettez-les dans un verre avec de l'aloës hépatique : tutie & sucre fin de chacun quatre onces mis en poudre chacun séparément, puis bouchez bien le verre, l'exposez au Soleil en Eté, le remuant & agitant trois ou quatre fois par jour. Cette eau dissipe toutes les chaleurs & défluxions des yeux, & les fortifie.

Autre Eau excellente pour les yeux.

IL faut prendre une once de Camphre en poudre fine, que mettrez dans un petit pot de terre, & dessus ledit Camphre quatre onces de vitriol en poudre, puis couvrez le pot avec ledit papier, & posez dessus une écuelle avec quelque poid dedans. Calcinez la poudre à petit feu, & étant dure & refroidie, broyez-la fort menuë avec quatre onces de bol armeniac, puis

passez-

paſſez-la par un fin tamis : prenez une demie once de ladite poudre que ferez bouillir dans une pinte d'eau, & la garderez dans un vaiſſeau bien bouché.

Pour vous en ſervir trempez-y un morceau de taffetas & en frottez les paupiéres ſoir & matin : mais ſi les yeux ſont enflammez, vous en pourrez faire couler quelque goutte dans iceux pour en appaiſer la chaleur, que ſi elle eſt trop forte, ajoûtez à chaque cueillerée d'icelle deux d'eau Roſe.

Autre Reméde pour ôter la rougeur des yeux.

PRenez un peu d'hyſope que mettrez dans un nouet de taffetas, trempez ce nouet dans de l'eau chaude, & en fomentez les yeux trois ou quatre fois le jour.

Autre Reméde pour la même rougeur des yeux.

REmpliſſez une phiole d'eau de fontaine, & y mettez la groſſeur d'une noiſette de Sanguis draconis en poudre, & lavez-en vos yeux.

Autre Reméde pour fortifier la vûë.

PRenez une pinte d'eau de roſes rouges, une once de ſucre candy, & tutie en poudre-fine deux dragmes : mêlez bien enſemble, & laiſſez-les l'eſpace de vingt-quatre heures, puis en uſerez en frottant les yeux avec une fine éponge.

F 3

Reméde

Remede pour guérir les Bulles vulgairement appellées Bluettes, qui viennent aux yeux.

VOus prendrez de la moelle de l'os d'une aîle d'oye, que mêlerez avec Gingembre en poudre, & en oignez les yeux.

Remede pour le grand mal de dents, causé par défluxions.

PRenez du perfil mortifié dans la main, & quand le jus fera prêt d'en fortir, vous en mettrez tant que vous pourrez dans l'oreille y mêlant cinq ou fix grains de fel, du côté même de la douleur : ce reméde la diffipera en un moment, neanmoins laiffez-le l'efpace de trois ou quatre heures, fi le mal revient vous ferez encore de même.

Autre Remede pour le mal de dents.

UNe perfonne étant tourmentée de ce mal, prit du cotton, le trempa dans du Baume ou Ongent de Lucatel, le mit fur la dent douloureufe, & incontinent le mal s'appaifa, quoi que feulement pour huit jours mais recommençant le remede, fut fi bien guérie, que jamais depuis elle n'a fenti aucune douleur, encore qu'elle y fût auparavant fort fujette.

Autre Remede pour le même mal.

IL faut prendre du maftic & le mâchez dans la bouche jufqu'à-ce qu'il foit comme de la cire : puis mettez-le fur la dent, & l'y laiffez tant qu'il foit confumé, & ferez gueri infailliblement.

Autre

Autre Remede pour le mal de dents.

FAut prendre du poivre en poudre mêlé avec un peu de vôtre urine, & l'appliquez fur la joüe du côté que vous fentez du mal : cela gué-rit pour jamais.

A U T R E.

PRenez de la Sauge feche & la pulverifez bien, de gros fel, de l'alun, mêlez tout enfemble : mettez-en fur la dent, & en frotez un peu les gencives.

Remede pour affermir les dents & conferver les gencives.

PRenez une dragme d'alun, bol armenic orien-tal deux dragmes, demi dragme de myrrhe, le tout en poudre fubtile, que mettrez dans une cho-pine de vin clairet, remuez, & en lavez tous les jours les dents & gencives.

Autre Reméde pour affermir, blanchir & conferver les Dents & gencives en bon état.

PRenez oignons de mer trempez dans du vin-aigre, mouillez-y un morceau de linge fin ou éponge, & en lavez les dents & gencives, il faut que ledit vinaigre foit un peu chaud : & cela guérit les playes & maux de la bouche.

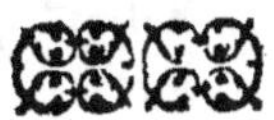

Autre

Autre Remède pour affermir les dents, diffiper le Scorbut & autres humeurs qui les gâtent.

FAut prendre de l'alun diffout dans de l'eau tiéde, & en lavez la bouche frottant les dents deux ou trois fois par jour.

Remède pour la migraine ou mal de tête.

VOus prendrez une cueillerée & demie de blanc d'œufs battus en huile, une cueillerée de vinaigre de vin blanc, du poivre en poudre, & encens, de chacun deux dragmes, une cueillerée de miel : mêlez tout cela ensemble avec autant de fleur de farine de froment qu'il en faut pour en faire une pâte, dont vous ferez deux emplâtres prenant toute la matiére, & les appliquerez aux tempes ; il en faut changer tous les matins & foirs.

Autre Remède pour la Migraine.

PRenez des feuilles de rofes rouges ; un peu de farine de froment, mêlez cela avec du vinaigre, & les faites bouillir jufques à confiftence d'emplâtre, que ferez de linge avec ledit Remède, & l'appliquerez aux tempes.

Autre Remède pour la Migraine avec le mal des yeux, & les Loupes.

IL faut prendre une bonne poignée de l'herbe nommée Lapatum, les feuilles feulement, que ferez bouillir dans une pinte de biére jufques à diminution de chopine, donnez-en la moitié

moitié au malade le matin , & l'autre le foir
en fe couchant. Ce Reméde eft excellent pour
tous maux de tête , inflammation & défluxions
des yeux , la jauniffe , toux de poulmons, la
contemption de poulmons , pour la rate , la
pierre & gravelle , & toutes obftructions : l'herbe pilée & appliquée à une loupe , la guérit en
peu de tems.

Reméde pour la Frenefie.

VOus prendrez le jus de fauge & de pimpernelle , que ferez boire au malade ,
quand même il auroit perdu la parole elle
lui reviendra.

Reméde infaillible pour la jauniffe , éprouvé par le Docteur Farrar.

PRenez huit onces de raifins de Corinthe
bien lavez & épluchez , une once de Rhubarbe en poudre fubtile : pilez-les & mêlez-les enfemble dans un mortier l'efpace de
huit heures , prenez-en tous les matins la groffeur d'une noix. Il purifie le fang & fortifie
merveilleufement le foye , & fi on le continuë ,
il emporte toutes les humeurs peccantes du corps.

Autre Reméde éprouvé par le Docteur Atkins , pour toute forte de Jauniffe.

VOus prendrez de la Rhubarbe coupée bien
mince une demie once , la racine de Hede-
ra terreftre une once & demie , noix de mufcade pilées groffiérement , mettez le tout dans une
bouteille , & y verfez trois pintes de biére ,
bouchez

bouchez bien ladite bouteille , & la laiſſez ainſi pendant trois jours, alors commencez à en boire un bon verre le matin à jeun , un autre ſur les cinq heures aprés midi , continuez juſqu'à-ce que vos ſelles commencent à devenir jaunes : que ſi vous vous ſentez trop purgé , prenez-le ſeulement le matin.

Reméde pour la toux facheuſe & violente.

IL faut prendre de la vieille conſerve de roſes, oliban en poudre trés-ſubtile, que mêlerez & incorporerez enſemble , que la conſiſtance ſoit fort épaiſſe de la poudre : bûvez de cela la quantité d'une noiſette avec un peu de ſyrop violat le matin , & autant le ſoir en vous couchant, & quelquefois pendant la journée s'il en eſt beſoin.

Autre Reméde pour la même Toux.

L'On prendra ſix onces d'eau d'hyſſope, quatre onces de pavots rouges, ſix dattes, dix figues coupées menu, une poignée de gros raiſins au Soleil , poudre de regliſſe trois dragmes : mettez le tout dans les eaux ſuſdites ſur la braiſe l'eſpace de ſix heures ſans bouillir , & le vaiſſeau bien couvert : puis paſſez l'eau dans un linge & l'adouciſſez avec du ſucre ; bûvez-en le matin à jeun , ſur les quatre heures aprés-midi, & le ſoir en vous couchant.

A U T R E.

PRenez quatre onces de ſucre fin en poudre , demie once de regliſſe auſſi en poudre, deux
graips

grains de musc, un peu de syrop de reglisse &
gomme tragagante trempée dans de l'eau rose, faites pâte de tout cela , & en formez de petites
boulles , que prendrez dans le besoin : elles se
garderont toute l'année.

Autre Reméde du Docteur Blaksmith.

FAut prendre une chopine d'eau d'hyssope, un
quarteron de sucre candi, une cueillerée d'a-
nis pilé , un petit bâton de reglisse brisé : mettez tout ensemble dans un pot de terre bien couvert & le laissez infuser l'espace de douze heures, puis faites-le bouillir un quart d'heure , &
le passez par un linge ou tamis, & en bûvez
chaud matin & soir.

Excellent bouillon pour la Toux ou mal de poulmon, éprouvé par les Docteurs Brandule, Atkinson & Frayer, pour Milord Tresorier.

PRenez quatre onces d'esquine en poudre ,
l'infusez dans une quantité d'eau suffisante,
& ferez bouillir ensemble jusqu'à la moitié de
diminution, puis faites bouillir un poullet avec
une once d'orge cinq ou six bouillons : jettez
l'eau , mettez le poullet & l'orge avec les ingrediens susdits y ajoûtant un peu d'indive & vin
de raisins au Soleil , en ayant ôté les pepins ,
une petite croûte de pain , un peu de fleurs de
muscade : faites bouillir le tout l'espace d'une
heure , & en bûvez la liqueur matin , soir, &
sur les quatre heures aprés midi.

Exelente

Excellent Bolus pour l'estomach & le Foye.

VOus prendrez du Gingembre verd, de la conserve d'absynthe romain parties égales, conserve d'Aceta osella deux ou trois parts, battez & pilez bien tout ensemble & en mangez.

Reméde pour la Lepre & Squinancie.

PRenez une pinte de jus de Semperviva, demi pinte de verjus, puis faites bouiller trois chopines de lait, en bouillant jettez-y le jus susdit, que passerez ensuite & donnerez à boire au malade, tout ce qui sera fait en vingt-quatre heures, & sera gueri.

Reméde pour toutes coliques venteuses, bilieuses, nefretiques, & autres de quelque espece que ce soit.

VOus prendrez de la mente, & de la sauge toutes seches de chacune deux poignées, quatre livres du meilleur esprit de vin : digerez le tout dans une cucurbite bien bouchée l'espace de huit jours, aprés distillez-le dans le bain marye, en tirant seulement la troisiéme partie, puis recevez le reste à part; du premier esprit vous en prendrez une dragme & demie, & deux onces de vin blanc mêlez ensemble.

AUTRE.

FAut prendre cinq ou six gouttes d'esprit de Nitre ou de Tartre dans une cueillerée de bonne eau-de-vie, puis y mettez une quantité raisonnable

nable de vin rouge ou blanc , & en bûvez.

AUTRE.

FAut prendre camomille , rhuë , sauge , ab-synthe & son de froment , de chacun une poignée : coupez les herbes menu , & faites bouillir le tout dans du vinaigre , tant qu'il se-ra consumé ou évaporé , puis mettez le tout dans un petit sac sur l'estomach si chaud que le pourrez souffrir , & le ferez chauffer quand il sera refroidi , jusques à guerison vous con-tinuerez.

AUTRE.

FAut prendre la quantité d'un gros pois de mi-tridat , & autant de savon noir , que met-trez ensemble dans un oignon , & le rebouchez avec la même piéce qu'en ôterez , & l'envelop-pant dans un papier , le ferez rôtir sur la braise jusqu'à-ce qu'il soit bien tendre , puis vous l'ap-pliquerez entre deux linges sur le nombril.

Reméde pour la rate & melancholie.

IL faut prendre la racine de persil , fenouil , bruscus , sparagus , de chacune quatre onces, la semence de fenouil , anis & caravaye , de cha-cune une dragme & dimie , de l'écorce de capres & tamarix , de chacune une once & demie , des feuilles d'Artemisia Bourroche , Buglosse , de chacune une petite poignée , Dictamun une petite poignée : faites bouillir le tout ensemble dans trois chopines d'eau jusques à diminution de la moitié : puis passez la liqueur & y mettez du syrop

rop de scolopendre, syrop de chicorée, Rhubarbe en poudre, de chacune quatre onces : laissez-
les ainsi l'espace de douze heures & les passez :
puis mettez dans cette liqueur Lætificans gale-
ni, & diamoscum dulce, de chacun deux scrupules, bûvez-en six onces le matin à jeun, autant sur les cinq à six heures aprés midi, & continuez ainsi deux jours, puis vous prendrez la
purgation suivante.

Prenez Sené trois dragmes, Epythimum &
polipode de chêne deux dragmes, la semence de
fenouil, anis & caravaye, de chacun une dragme
& demie, semence de chardons benits deux scrupules : faites bouillir le tout dans une quantité
d'eau suffisante jusqu'à-ce que toute la liqueur
soit reduite à trois onces, puis mettez-y une
dragme & demie de Rhubarbe infusée dans de
l'eau de chicorée, du syrop Augustanus, syrop
de matricaire, de chacun une once : divisez cette portion en trois parts, que prendrez trois jours
de suite en vous couchant.

Tous les trois jours vous prendrez deux scrupules de Diascordium : une dragme de confection d'Alkermes dissout en eau de Bouroche.

Autre Remède pour la Rate.

VOus prendrez trois jours de suite du bon
petit lait nouveau, le premier jour une pinte, le lendemain trois chopines, & le troisiéme deux pintes : le meilleur éxercice aprés cela
c'est se promener.

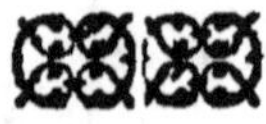

Reméde pour fortifier le cœur & les esprits, & dissiper la mélancolie.

L'On prendra du jus de Bourroche & Buglosse, de chacun chopine & demie, jus de pomme de reinette chopine, filtrez & clarifiez ce jus & le passez, & y mettrez quatre dragmes de cochenille en poudre, le tout dans un pot de terre, laissez infuser deux jours remuant souvent : puis repassez-le, & avec quatre livres de sucre, ou deux selon que vous le voudrez garder, faites-en syrop, qui étant presque refroidi ajoûtez-y Diamargaritum frigidum une dragme & demie, Diambra quatre scrupules : bûvez de cela une cueillerée ou deux tous les matins, & la nuit en vous éveillant s'il en est besoin. Vous pouvez aussi y faire infuser un nouet de safran & bien presser le linge pour en tirer tout le jus.

Purgation du Docteur Fosters pour la Mélancolie.

PRenez fumeterre, Epytimum, feuilles ou fleurs de Buglosse & Bourroche, de chacune demie poignée, polide de chêne une once, Séné demie once, semence de fenouil deux dragmes, mettrez-les infuser dans trois chopines de petit lait, que ferez bouillir jusques à diminution d'une chopine, & qu'il y en reste uue pinte, à quoi ajoûtez une once de syrop de roses laxatif; La doze est de huit onces, à laquelle vous pouvez mettre une dragme d'Electuaires de roses.

Reméde

Reméde pour la Crampe.

L'On prendra une poignée de l'herbe nommée Pervenche, des extrémitez du romarin une poignée, que mettrez fur un réchaut dans un plat d'étain, & les herbes étant bien chaudes, vous les appliquerez avec un linge par deffus où eft la crampe, commencez le matin & changez le foir en vous couchant.

Boiffon cordiale pour les foibleffes d'eftomach ou indigeftions.

IL faut prendre trois chopines de vin clairet, une chopine d'eau de mente, de la canelle, noix mufcade, chacun une dragme, fucre quatre onces : mettez tout dans un pot de terre bien couvert, le faifant infufer à petit feu l'efpace de vingt-quatre heures, puis paffez dans un fac d'hypocrate : bûvez de cette liqueur trois ou quatre onces chaque fois.

Autre Reméde.

L'On prendra bois d'aloës, & ambre gris, que mêlerez avec de la cire jaune fonduë, de laquelle formerez un petit gâteau qu'appliquerez fur l'eftomach.

Sedatif qui charme les douleurs fans rêver ni dormir.

PRenez de l'opium à difcretion & calcinez legerement fur une tuile, il fent l'odeur de la violette : mettez de cet opium & du fel de Tartre bien broyé enfemble de chacun deux onces,

onces, ausquelles vous ajoûterez deux pintes de
vin de Rhin ou muscat, que laisserez infuser deux
jours, puis le filterez & laisserez à consistence.
C'est une grand diuretique, la doze est d'une
cueillerée.

Reméde contre les vers du ventre ou estomach.

FAut prendre une pomme de Coloquinte coupée en deux, faites-en faire la moitié dans un
fiel de bœuf jusqu'à ce qu'elle en ait imbibé une
bonne partie, puis l'appliquez au nombril le plus
chaud que pourrez souffrir, & ce le soir en vous
couchant faut la faire demeurer au même endroit toute la nuit, & la lier avec un bandage,
vous l'ôterez le matin & continuerez ainsi trois
jours de suite.

Ce Reméde fera mourir sans doute tous les
vers qui seront dans le corps, quoi qu'il y en ait
grand nombre. Il est approuvé & expérimenté.

La teinture de l'Antimoine faite selon Basi-
lius Valentinus, est encore un puissant Reméde
contre les vers.

A U T R E.

PRenez une cueillerée de jus de citron, du
safran en poudre une scrupule, mêlez cela
avec un peu de sucre, & le prenez trois
matins de suite.

A U T R E.

PRenez trois livres de prunes, Sené une
once & demie, fenouil une once & demie
Rhubarbe demie once : mettez les prunes

Tome I. G dan

dans une bonne quantité d'eau & les autres ingrediens dans un petit sac avec une pierre, vous
les mettrez ainsi au fond du pot sous les prunes,
laissez les bouillir l'espace de sept heures à ce
que la liqueur soit presque toute consumée : prenez en trois ou quatre cueillerées : & mangez un
peu de prunes le matin & sur les quatre heures aprés midi.

AUTRE.

PRenez du cuir blanc ou papier gris, étendez
dessus du miel un peu chaud, & y mettrez
de l'aloës socotrin en poudre, ensuite appliquez
les sur l'estomach de la personne, en sorte qu'il
le couvre avec le nombril.

AUTRE.

IL faut prendre un peu de beurre frais & de
miel fondus en ensemble, puis étant refroidi
mettez dessus de la poudre de Mirrhe, & l'ayant
chauffé au feu, appliquez le sur l'estomach trois
jours de suite.

Remède pour les porreaux.

PRenez des branches de pourpier, & en frottez les porreaux trois ou quatre fois par
jour, & en peu de tems vous serez deli-
vré de ces sortes de defauts en quelque partie
du corps qu'ils soient.

AU-

AUTRE.

IL faut prendre un morceau de lard, frottez-en les porreaux, puis le mettez au soleil : continuez trois ou quatre jours, & vous les verrez sécher & tomber en peu de tems.

AUTRE.

FAut prendre des raves coupées par rouelles que mettrez dans un plat d'étain avec du sel : remuez les bien ensemble, puis frottez les porreaux des rouelles l'un aprés l'autre, & les jettez en prenant toûjours des nouvelles.

AUTRE.

PRenez des limaçons avec leurs coquilles, que piquerez & y ferez des trous, frottez les porreaux du jus qui en sortira pendant six ou sept jours.

Reméde pour les fleurs blanches des Femmes.

APrés deux purgations prenez de la ceruse d'Antimoine deux ou trois fois par jour, environ quinze grains pour la doze dans du vin blanc.

Autre pour les mêmes fleurs blanches & chaleurs des Reins.

PRenez trois ou quatre noix muscades que mettrez au milieu d'un pain bis & le ferez cuire au four : étant cuit ôtez la noix de muscade, &

G 2

battez

battez jufques en huile le blanc d'un œuf frais,
puis le mêlerez avec quatre cueillerées d'eau de
plantin & autant d'eau rofes : enfuite rapez la
moitié d'une de ces noix de mufcade, & un
peu de fucre que mêlerez tout enfemble, &
les prendrez à jeun : continuez fept ou huit fois
de fuite, & vous ferez tout à fait foulagé.

Reméde pour faire venir les mois.

FAites le foulphre d'Antimoine de cette forte.

Prenez de l'Antimoine crud & tartre, parties égales, que reduirez en poudre fubtile :
mettez - le dans un creufet & y donnez feu
par de gré extréme fur la fin, dans fix heures tout fera fait : puis ôtez la matiére & la
pulverifez, jettez-y une bonne quantité d'eau
chaude pour faire diffoudre tout ce qui en eft
diffolvable, aprés le filtrez, mettez-y du vinaigre diftillé affez pour précipiter le foulphre ;
verfez la liqueur claire, & féchez la poudre qui
eft au fond, dont vous en mettrez un peu fur
des charbons dans un réchaut & tiendrez deffus
un entonnoir qui ait le bout fort long que ferez
entrer in vulvam pour recevoir la fumée, qui
fera un éfet furprenant dans le corps.

A U T R E.

IL faut prendre de l'aigremoine, Matricaire,
du perfil coupé fort menu mêlé avec du gruol
d'avoine : puis faites en une foupe avec du Pórc,
vous mangerez ladite foupe & non la viande.

Recepte

Recepte pour aider à la conception.

PRenez syrop de Matricaire , syrop d'artemise, de chacun demie once, esprit de primevere deux dragmes , de la racine de calendula en poudre fine une dragme , semence d'orties de chacune deux dragmes en poudre , noix muscades , candye , racines d'Eringo , racines de satyrium , conserves de dattes & pistaches , conserve de chicorée , de chacune trois dragmes ; de la canelle , safran en poudre de chacun une scrupule, conserve de Vervins , les pepins de pommes de pins pilez de chacun deux dragmes : pilez & paîtrissez tous les ingrediens dans un mortier jusqu'à ce qu'ils soient en électuaire , puis mettez la masse dans un pot de fayence bien bouché. Vous en prendrez la grosseur d'une noix muscade dans un petit verre de vin blanc le matin , sur les quatre heures aprésmidi , & le soir en vous couchant : abstenezvous des éxercices violens.

Autre Reméde pour procurer la conception , éprouvé par la Comtesse d'Arundel.

VOus prendrez la racine de houx qui vient sur le bord de la mer en petites branches la longueur d'une demie aulne, il y en a qui le nomment Eringo , dont vous ferez un syrop , que prendrez le matin , sur les quatre heures aprés-midi , & le soir , vous étant purgée auparavant de quelque médecine douce & préparante.

Reméde pour le mal de Mere.

VOus prendrez de la femence de colombine, femence de panais, de chacune trois cueillerées en poudre, une poignée de fauge : faites bouillir le tout dans une pinte de biére jufques à diminution de moitié : puis le paffez & en bûvez tous les matins, & quand il en fera befoin. Enfuite étendez fur du cuir deux onces de galbanum, & l'appliquez fur le nombril.

AUTRE.

LOrs que le mal de Mere commence, prenez de la poudre d'ambre jaune ou carabé, & la brûlez dans un réchaut, puis mettez la bouche au deffus de la fumée pour la recevoir en afpirant & oignez les narines avec huile dudit ambre, que fi la femme n'eft pas enceinte donnez lui deux ou trois gouttes de cette huile dans du vin blanc une fois par jour.

AUTRE.

VOus prendrez vingt grains de fel fixe, de vulvaria, dans de l'eau d'Artemife ou du vin blanc felon la complexion ou temperament du malade.

Grand cordial de fafran.

PRenez fafran nouveau bien épluché, coupez le fur une pierre, afin que puiffiez en recevoir le jus qui feroit perdu fur le bois fi vous l'y coupiez, mettez en quatre livres dans un pot neuf

neuf vernissé fort légerement & sans le presser ;
il faut que ce soit un grand vaisseau , de sorte
qu'il ne soit qu'à moitié plein , puis mettez-le
bien avant dans la terre & que le couvercle ne
pose pas tout à fait sur les bords dudit pot ,
mais n'en approche que de deux doigts , étant
soûtenu avec de petits bâtons, & couvrez-le légerement de terre tout à l'entour : laissez-le ainsi
l'espace de six semaines : mettez aprés le safran
dans une retorte , luttez-bien son récipient &
distillez au bain marye par degrez , vous aurez
premiérement une eau claire que garderez à part,
& aussi-tôt que vous verrez qu'il commencera à
distiller jaune ou rougeâtre , changez le récipient
en mettant un autre pour recevoir cette teinture
jaune , car c'est le grand cordial du safran ;
quand vous verrez qu'il n'en distillera plus , ôtez-
le du bain marye l'essuyant & le posant au feu
de cendres , que s'il y tombe encore quelques
phlegmes , vous les mettrez avec la premiére eau ;
augmentez le feu tant que vous ayez tiré toute
ladite huile ou teinture : mais il faut avoir soin
de ne pas accroître le feu tant qu'il puisse en-
dommager de ses fumées ou empirumes. Ayant
distillé une bonne quantité de ladite teinture ,
vous pouvez changer le récipient de peur de le
laisser gâter , & en mettre un autre pour distiller
jusques à la fin : rectifiez ladite teinture une fois
ou deux & le gardez dans un verre bien bouché. La doze est de trois ou quatre gouttes dans
quelque vehicule convenable. Il est admirable
en toute sorte de maladies où un cordial peut
faire du bien ; il réjouit & fortifie les esprits ,
outre qu'il est encore excellent contre tous les
poisons ; du safran qui est demeuré dans la retorte vous en pouvez tirer le sel.

G 4

Eau

Eau cordiale & estomachale pour les indigestions.

VOus prendrez de la mente, chardons benits, de chacun quatre poignées, angelique une poignée, absynthe deux poignées, coupez-les un peu & les mettez dans un distillatoire ordinaire, versant dessus du lait frais ; pas tant néanmoins qu'il surnage, mais seulement pour les couvrir : distillez cela comme de l'eau rose remuant quelquefois avec un bâton. Bûvez de cette eau un petit verre à la fois, adoucie avec un peu de sucre.

Eau excellente & cordiale.

PRenez angelique, chardons benits, bétoine, grains de genévre, de chacun une poignée, absynthe deux poignées : mêlez-les bien ensemble & les mettez dans un grand verre qui ait l'ouverture large, & versez dessus assez d'esprit de vin pour les couvrir & qui surnage l'épaisseur d'un poulce : bouchez bien le vaisseau & le laissez ainsi pendant quinze jours : puis ôtez cet esprit que garderez dans un vaisseau bien bouché. La doze est de dix ou douze gouttes ou demi cüeillerée au plus dans un verre de vin blanc. Elle est bonne pour toutes douleurs d'estomach, coliques, vers, & admirable pour la contagion.

Eau de Rhuë pour le cerveau, l'apoplexie & paralisie.

VOus prendrez les feuilles de Rhuë dans sa force que mettrez dans une cucurbite de verre avec sa chappe & distillez en l'eau au bain marye,

marye, laquelle vous mettrez sur de nouvelle Rhuë & distillerez encore comme auparavant ; réïterez cette distillation, metrant toûjours l'eau distillée sur de la nouvelle Rhuë : puis distillez toute vôtre eau seule en tirant seulement les deux tiers, que distillerez à part & en tirerez seulement la moitié, laissant le reste dans la cucurbite. Cette derniere eau est excellente, pure, spirituelle, fort agréable & pleine de vertu : bûvez-en un petit verre le matin à jeun, & le soir en vous couchant.

Eau Cephalique & Capitale de l'Empereur Charles-Quint.

PRenez Lilium Convalium trois livres, fleurs de lavende, fleurs de Romarin, de chacune une livre, boutons de roses rouges trois livres, cinq poignées de marjolaine, quatre poignées de Rhuë, betoine six poignées, sauge trois poignées ; amassez toutes ces herbes l'une aprés l'autre dans leur saison, & les mettez infuser dans l'eau-de-vie jusqu'à-ce que vous les ayez toutes ensemble, & à mesure que vous les amassez pour les conserver : puis prenez une livre de canelle, cubebes quatre onces, cinq onces de grains de paradis, semence de caravaye, fleurs de muscade, succinum, de chacun trois onces : noix de muscade quatre onces, cloux de girofle une once, ambre gris quatre dragmes ; pulverisez le tout grossierement, & mettez avec les herbes, versant dessus dix-huit pintes du meilleur vin blanc & le laissez infuser encore trois ou quatre jours : puis distillez tout prenant l'esprit le plus fort à part, & le reste presque jusques à sécheresse. Cet esprit est excellent pour l'étourdissement diffement de tête, fortifie la mémoire & la vûë, il eft merveilleux pour l'apoplexie, paralifie & autres maladies de cette nature.

Eau Celefte ou Imperiale du Duc de Florence,
qui la donna au Duc de Vendofme,
duquel je l'ai euë.

PRenez thurbit blanc & gommeux deux onces, maftic en larmes, cloux de girofle, galanga, noix mufcades, canelle, cubebes, de chacun deux onces, fantal citrin deux onces: reduifez tout en poudre groffiere, & mêlez enfemble dans une phiole de verre ou de terre bien plombée : ajoûtez-y deux onces de thérebentine de Venife, deux livres de miel blanc, quatre livres d'efprit de vin bien rectifié & purifié; bouchez-bien le vaiffeau, & laiffez les ingrediens en infufion l'efpace de deux jours, enfuite faites diftiller le tout au bain marye.

La premiere eau qui fort eft fort claire, il en faut prendre une demie cueillerée avec autant plus d'eau de fontaine ; le tems propre pour cela eft une heure avant le repas pour être préfervé de maux ci-aprés déclarez, à fçavoir de la colique nephretique, des maux d'eftomach & indigeftions : de plus cette eau purifie le fang, diffipe les vents, guérit toutes les opilations du foye & de la rate : abat les fumées de la matrice, appaife les défluxions du cerveau & la goutte qui provient de pituite ; fait revenir le cœur & l'efprit à ceux qui font réduits à l'extrémité par maladies ou quelques accidens fubits : mais pour lors il faut le prendre à l'heure même que l'on fe fent mal, comme auffi dans la colique nephretique.

Quand

Quand l'eau claire ne coule plus il faut tirer le vaisseau du bain & le mettre sur un fourneau à cendres, & poussant le feu graduellement, il en sortira une eau blanche ; mais auparavant que de proceder à la seconde distillation, il faut ajoûter demie once de casse recente & demie once de Spicanardi, & distiller la seconde eau, ce qu'étant fait, vous la mettrez dans un vaisseau bien bouché.

Les vertus de cette seconde eau sont guerir les playes, les noli-me-tangere, étant appliquée trois ou quatre fois le jour sur les parties malades avec des compresses mouillées dans ladite eau.

On la peut aussi mêler avec la premiére, qui par le mélange devient plus forte & plus efficace, particulierement contre la pierre ; elle sera encore plus vertueuse si vous y ajoûtez un peu de sel de corail & de perles, de chacun demie once & une once de cristal de tartre.

La troisiéme eau se fera en augmentant le feu jusqu'à ce qu'il en sorte une eau rougeâtre & oleagineuse : celle-ci ne se mêle point avec aucune des deux autres. Elle est excellente pour les playes, guerit les hemorrhoïdes étans souvent lavées avec un linge trempé dans icelle : appaise la douleur de la goutte froide en frottant la partie malade.

L'experience a fait voir que la premiére de ces eaux guerissoit la Gangrene, en lavant & étuvant la partie affligée trois ou quatre fois par jour.

Autre

Autre Eau cordiale pour l'étourdiffement de tête.

FAut prendre quatre livres de guignes noires fans les noyaux que broyerez dans un mortier, & mêlerez avec des guignes dans un vaiffeau de verre, & y mettez une bonne poignée de baume & autant des extrémitez de Romarin, de la canelle, noix de mufcade de chacune demie once, puis verfez fur tout cela deux pintes de vin d'Efpagne : bouchez bien le vaiffeau & le laiffez digerer vingt-quatre heures, aprés diftillez au bain marye ; adouciffez cet efprit de fucre candy, bûvez un petit verre le matin & le foir en vous couchant.

Par ce Reméde a été guerie une Dame de qualité d'un grand étourdiffement de tête, & plufieurs autres en ont expérimenté les mêmes effets.

Eau cordiale de noix.

PRenez les fleurs de noix & les diftillez & gardez en l'eau, jettez le caput mortuum comme inutile : puis les noix étans groffes comme noifettes, pilez les dans un mortier & en tirez le jus en les preffant, & diftillez jufqu'à ce que le caput mortuum demeure en confiftence d'extrait, lequel vous garderez comme auffi l'eau. Quand les noix font groffes & remplies feulement d'une certaine gelée qui deviendroit en cerneau quinze jours aprés fi on la laiffoit, vous les pilerez comme deffus, & diftillerez le jus jufques à confiftence de l'autre, puis mêlez vos trois eaux enfemble qui feront un grand cordial, les deux confiftences reftantes aprés les diftillations,

tillations, doivent être mêlées ensemble & évaporées jusques à consistence d'emplâtre, si elles ne sont pas déja ainsi par les distillations : puis ôtez les du feu y mêlant un peu de Therebentine de Venise environ huit ou dix parts, & un peu de poudre de canelle, de cloux de girofle, de farine de froment & de sel, puis le mettez dans un pot, & les gardez pour en faire emplâtre à l'estomach depuis le sternum jusques au nombril & sept ou huit doigts de large, que vous y laisserez tant qu'il se détache de soi-même; il le faut quelquefois ôter pour essuyer l'eau qu'il attire. Il fortifie & corrobore merveilleusement l'estomach ne faisant pas bien la digestion. Cette emplâtre se gardera toute l'année. Si vous n'avez pas de cette composition preparée, prenez deux ou trois noix confites noires & non vertes & blanches, que pilerez dans un mortier, mêlez y la grosseur d'une noisette de therebentine, un peu de farine de froment, de sel, de canelle & de cloux de girofle, & en faites emplâtre au deffaut de l'autre. Il faudra proportionner le jus de ces trois eaux en parties égales. Les noix confites sont bonnes pour les cruditez & indigestions d'estomach les mangeant le matin à jeun, un verre de vin & une croûte de pain après cela remet l'estomach en bon état : il faut les confire noires; car ainsi elles ont toute leur amertume & vertu : les blanches & vertes sont pelées & bouillies dans plusieurs eaux, qui ont tout à fait diminué leurs forces, vous les frottez seulement d'une serviette ayant bouilli, & ficherez des bâtons de canelle & cloux de girofle au travers.

Pou*r*

Pour faire Elofacchorum ou Cinnamomÿ.

VOus prendrez la pelure mince des citrons, dont vous ferez quinteffence ou huile par diftillation, broyez bien une once de cela avec une livre de fuccre fin, puis le gardez , & deviendra meilleur de jour en jour.

Eau ou efprit de canelle.

FAut prendre une livre de canelle que battrez, puis trois livres d'eau-de-vie, deux livres d'eau rofe : digerez tout enfemble dans un vaiffeau bien bouché un jour ou deux, puis diftillez au refrigeratoire , & remettez l'eau qui en tombe fur de nouvelle canelle & digerez comme deffus : recommencez cela tant que vôtre eau foit auffi forte que vous la fouhaittez , la derniére fois que vous la mettrez fur la canelle vous pouvez feparer l'efprit en trois chacun à part, afin d'en avoir de la forte que vous defirez : mêlez cela avec fucre & ambre gris.

Eau cordiale d'œillets.

PRenez une quantité d'œillets fur lefquels verfez de l'eau-de-vie, digerez deux ou trois jours , & mettez tout dans une cucurbite couverte d'une toile de Cannevas & des œillets deffus, afin que l'efprit paffant par les fleurs fe teigne d'une belle couleur , puis ajoûtez la chappe & fon recipient : diftillez l'efprit que vous adoucirez de fyrop d'œillets & de fucre fin ; vous pouvez auffi mettre, fi vous le trouvez bon avec les fleurs, un peu d'ambre & de mufc.

Eau

Eau cordiale excellente pour la memoire & le cerveau.

PRenez de la marjolaine séche & en remplissez une cucurbite presque tout à fait,
puis distillez au bain marye, ayant premiérement digeré un jour. Prenez l'esprit & les
phlegmes chacun à part ; quand il devient insipide faut cesser. Dans une pinte de ce phlegme
dissolvez une livre de sucre fin, que laisserez digerer une heure dans le bain marye bouillant
pour le bien faire incorporer, ôtant l'écume qui
montera. Une pinte de ce syrop servira pour
adoucir deux pintes de ce premier esprit. Vous
ferez cette liqueur si forte que voudrez, en la
mettant sur de nouvelle marjolaine séche, pour
la rendre plus cephalique & vertueuse vous y
pourrez ajoûter de l'ambre gris ; on peut procéder de la même maniere avec le Romarin.

Pour faire un esprit congelé d'ambre gris.

METtez huit ou dix onces d'esprit de vin dans
un refrigeratoire, puis en haut dans la chappe une once d'ambre en petits morceaux : luttez-bien les jointures & distillez l'esprit de vin,
lequel en passant s'impregnera fort dudit ambre.
Vous ferez la même chose avec l'eau de fleurs
d'orange, qui aura été distillée & rectifiée sur
de nouvelles fleurs par plusieurs fois & passées
sur nouvel Ambre : mettez une part de cet esprit ambré sur trois parts dudit esprit de vin ambré, & ils se coaguleront d'abord ensemble jusques à la derniere goutte en consistence de beurre,
ce qui est un grand cordial & bien odoriferant.
Si vous ne pouvez avoir d'eau de fleurs d'o-
ranges,

tanges, prenez une eau de roſes bien pure.

Extrait de Pavots rouges.

MEttez de l'eſprit de vin ſur les fleurs de pavots, que digererez juſqu'à-ce que l'eſprit ſoit bien teint : puis verſez-le & le mettez ſur des nouvelles fleurs, & digerez comme devant : puis filtrez cette teinture extraite, & en diſtillez l'eſprit de vin juſqu'à-ce qu'il demeure au fond en conſiſtence, dont dix ou douze grains feront la doze. On s'en ſert au lieu de ladanum, & avec beaucoup plus de ſuccés pour faire dormir & cauſer un peu de ſueur, qui par ce moyen décharge l'eſtomach de ce qui l'oppreſſe.

Eau cordiale & dormitive.

PRenez Diaſcordium une dragme, confection d'Alkermes une dragme & demie, ſyrop d'œillets une bonne cueillerée : mêlez bien tout enſemble avec une dragme & demie d'eau d'eſtragon ou de pavots rouges ou de chardons benits, ſelon la maladie.

Ce Cordial eſt excellent pour aider à la digeſtion, on peut augmenter beaucoup la doze à une grande perſonne.

Eau excellente pour les indigeſtions.

PRenez deux grands vaiſſeaux de verre à large embouchure, contenant chacun ſix pintes : mettez dans chacune cinq pintes d'eau-de-vie diſtillée ſur l'anis, puis mettez-y tant de pavots rouges qu'il en pourra tenir, & laiſſez infuſer vingt-quatre heures ; aprés vous paſſerez
cette

cette liqueur, & y remettrez de nouvelles fleurs
que laisserez infuser comme auparavant ; faisant
ainsi trois fois, infusant la derniere durant six
ou sept jours, puis les pressez fort & passez la
liqueur seule, que remettrez dans le verre avec
six onces de raisins au Soleil sans les pepins,
une livre de cerise & une autre de sucre fin :
puis bouchez bien le verre & le gardez pour en
servir dans l'occasion où vous en aurez besoin.

Pour faire excellente eau cordiale nommée Aqua ad-
mirabilis, composée par Monsieur Digby.

VOus prendrez cubebes, galanga, cardamum,
fleurs de meliot, cloux de girofle, canelle,
gingembre, fleurs de muscades, toutes grossierement pulverisées, de chacune une dragme, une
chopine de jus de Calendine, jus de mente, jus
de baume, de chacun demi septier, sucre une
livre, fleurs de primulaveris, fleurs de romarin,
de bourroche & buglosse, de Calendula, de chacune deux dragmes, eau d'angelique une chopine, eau de roses rouges demi septier, mêlez
tout cela & versez dessus trois chopines de bon
vin d'Espagne, laissez infuser dix ou douze heures, puis distillez, mettant au fond du distillatoire des feuilles de scolopendre.

Cette Eau préserve & guérit les maladies des
poulmons, empêche la corruption du sang, le
multiplie & le purifie : elle est excellente pour
la rate & mélancholie, corrobore merveilleusement l'estomach & la mémoire en conservant la
jeunesse & l'embonpoint. La doze est une cueillerée le matin à jeun, une fois ou deux la semaine en Eté, & l'Hyver deux ou trois fois.

Le grand cordial du Chevalier Raligh.

PRenez fleurs de bourroche, fleurs de romarin, fleurs de calendula, des œillets rouges, roſſolis, fleurs de fureau, de chacune huit livres, étant féchées au Soleil & auparavant à l'ombre : fcordium, chardon benit, angelique, baume, mente, marjolaine, betoine, de chacune quatre poignées auſſi féchées à l'ombre : de l'écorce de falſafras, lignum aloës, de chacun quatre onces en poudre fine, cubebes, cardamome, zedoire, de chacun une once, fafran demie once, grains de genevres, racines de tormentille, de chacun une once. Il faut extraire la teinture de tout cela avec efprit de vin, puis faire le fel de tous les ingrediens, lequel ajoûterez avec la teinture : puis prendrez fix onces de cet extrait & trois onces de la teinture de corail, terra figillata quatre dragmes, perles préparées deux onces, pierre de bezoard trois dragmes, corne de cerf calcinée quatre dragmes, ambre gris quatre dragmes, mufc trente grains, fucre candy une livre & demie, le tout bien pulverifé & broyé fur une pierre de marbre creufe : en le brifant mêlez y fyrop de citrons & fyrop de rofes, & le faites bien broyer par un homme robufte.

Pour faire la teinture de corail pour le cordial.

PRenez quatre onces de corail, mettez-le dans un pot au feu de reverbere l'efpace de vingt-quatre heures, jufqu'à-ce que le corail foit blanc comme neige : puis mettez deſſus trois pintes de vinaigre, diſtillez dans un materas

téras à long col , & le bouchez bien de sorte
que le vinaigre distillé ne puisse évaporer, puis
le faites bouillir incessamment au sable l'espace de
vingt-quatre heures : & étant refroidi , versez
tout le vinaigre distillé qui sera très-rouge , &
mettez dans un bassin ou autre vaisseau de verre
propre, & faites évaporer doucement au sable
jusqu'à-ce que le corail demeure sec.

*La meilleure façon de faire les esprits des
herbes, comme Romarin, Mente, Sauge,
Marjolaine, &c.*

REmplissez une cucurbite de fleurs de l'herbe
que vous voudrez à un tiers pleine , puis
distillez au bain avec chaleur moderée, & sans
faire bouillir jusqu'à-ce que l'herbe demeure
quasi séche, mais non tout à fait ; car si vous
tiriez tout ce qu'il en pourroit venir, l'esprit
seroit amer & désagréable , c'est pourquoi il faut
y goûter de tems en tems : puis remettez cette
eau sur des nouvelles fleurs, & distillez comme
devant. Faites ainsi trois ou quatre fois , &
quand vous en aurez assez , vous la distillerez
seule dans une cucurbite, en tirant seulement
les deux tiers, & jettant le reste comme inutile : puis prenez ces deux tiers & les distillez
derechef, en tirant seulement encore les deux
tiers, jettez le reste comme dessus , & prenez
cette eau qui est bien spirituelle & agréable :
& dans une pinte d'icelle dissolvez du sucre très-
fin en poudre autant qu'il en faudra pour l'adoucir : puis y mêlez quatre onces de bon esprit
de vin & deux onces d'eau de roses avec quelques gouttes d'esprit d'ambre & un peu de musc :
si quelque huile en distille qui surnagera sur

H 2

l'eau,

l'eau, prenez-la & la gardez pour quelqu'autre usage.

Eau cordiale composée par le Docteur Stephen, dont il
a gueri plusieurs maladies.

PRenez gingembre, galanga, noix de muscade, grains de paradis, cloux de girofle, anis,
semence de caravaye, le tout brisé ensemble,
de chacun une dragme : sauge, mente, roses
rouges, thin, pellitoire, romarin, pullegium,
regale, montanum, camomille, scolopendre,
lavende, cariophilata, de chacun une poignée :
mettez tout infuser dans quatre pintes de bon
vin blanc l'espace de vingt-quatre heures remuant
quelquefois : puis distillez le tout dans un alembic de verre, & recevez la premiére eau à part.

Cette eau fortifie merveilleusement les esprits
vitaux, conserve la jeunesse, est bonne pour
toutes maladies qui viennent des humeurs froides : pour la paralisie, apoplexie, pour les con-
tractions de nerfs, aide à la conception, elle est
aussi excellente pour la goutte froide, pour la
pierre & gravelle, douleurs de reins, maux de
dents, &c. Elle sera encore meilleure si on la
met au Soleil tout l'Eté.

Les vertus de l'esprit des herbes.
Vertus de l'esprit de Primavere.

IL est excellent pour empêcher la consomption
des poulmons ou la ptisie, fortifie le cœur,
il augmente l'humidité radicale, rétablit les forces d'une femme accouchée.

La doze en est une cueillerée ou deux matin
& soir.

L'esprit

L'esprit des fleurs de Romarin.

ESt excellent pour la toux, maux d'estomach, & pour toutes les vapeurs qui montent au cerveau, fortifie la mémoire, ouv e les obstructions de la rate & du foye, empêche le vertigo, paralisie, apoplexie, & autres de la sorte, guérit la colique & dissipe les vents, la doze est une cueillerée.

L'esprit de Mente.

ESt bon pour fortifier l'estomach & la faculté retentive : corrobore les esprits vitaux, est admirable pour le poulmon, aide à la digestion, & est un reméde infaillible contre la melancholie. La doze est depuis deux ju'ques à trois cueillerées.

Vertus de l'eau Theriacale.

ELle est excellente pour tous maux de rate, empêche & guerit toute contagion.
La doze est une cueillerée, étant attaqué de quelque maladie contagieuse, il en faut prendre trois, & suer si l'on peut.

Vertus de l'esprit Diasatyrion magis gratum.

IL fortifie & repare la nature affoiblie, produit la semence & avance la génération, étant pris trois fois par jour, sçavoir le matin, aprésmidi, & le soir, pourvû toutefois que l'on s'abstienne du plaisir venerien jusques aprés le premier sommeil. La doze est une cueillerée chaque fois.

H 3 *L'es-*

L'esprit de Fraises.

PUrifie le sang, empêche & guérit la jauniſſe, ouvre les obſtructions & chaſſe la gravelle. La doze eſt une cueillerée.

Grand confortatif du Docteur Farrar.

FAut prendre ſix onces de cochenille en poudre, que mettrez dans un verre large, & y verſez de l'eſprit de vin qui ſurnage de quatre doigts. Laiſſez infuſer cela l'eſpace de ſept ou huit jours, ayant bien bouché le vaiſſeau que remuerez ſouvent : puis verſez l'eſprit de vin pour en remettre d'autre, & digerez comme auparavant : reïterez cela juſqu'à-ce que vous en ayez extrait toute la teinture, & mêlez les extraits enſemble pour les évaporer juſqu'à conſiſtence comme de bouillie épaiſſe ; enſuite prenez diaſatyrion Nicolai magis gratum une livre ; magiſtere de perles fait par diſſolution dans le vinaigre ; diſtillé & precipité avec huile de tartre, magiſtere de corail preparé de même façon, de chacun une once & demie, ſyrop de ſafras quatre onces, confection d'Alkermes demie once, ſel de chaux vive la quantité de quatre pintes d'eau, filtrez & évaporez juſques-à-ce que la matiere demeure comme miel, ambre gris demie once : mêlez & incorporez tout enſemble, & en prenez demie once matin & ſoir, vous abſtenant de manger entré les repas, auſquels vous boirez peu du vin.

Grand

Grand cordial restauratif.

PRenez des dattes dont ôterez l'écorce exterieure, comme aussi la pellicule blanche & épaisse qui est proche le noyau : coupez les en deux & les faites bouillir jusqu'à-ce qu'elles soient tendres, & les conservez avec sucre, de sorte que vous ne perdiez rien de leur substance en les faisant bouillir. Mangez en tous les matins si-tôt que serez éveillé trois ou quatre, & dormez encore une heure ou deux avant de vous lever.

Tablettes Cordiales.

PRenez trois onces de sucre fin en poudre, que ferez bouillir avec eau de fleurs d'oranges, jusques à consistence de manus Christi : puis y mettez deux ou trois dragmes de confection d'Alkermes, & y versez une goutte ou deux de la quintessence de cedre & en faites des tablettes.

Grand Venerien.

PRenez Opii thebaici infusé avec esprit de vin une part, ambre gris trois parts : broyez-les biens avec syrop de fleurs de sauge, jusqu'à-ce qu'ils soient en consistence d'opiat : puis en donnez cinq ou six grains le soir en vous couchant dans quelque vehicule convenable.

La maniére de préparer l'opium est telle : faites-le dissoudre dans l'esprit de vin, puis le passez par un linge, afin que les forces demeurent, tirez ledit esprit de vin par distillation, jusqu'à-ce que l'opium soit en bonne consistence.

A U T R E.

PRenez de conserve de fleurs d'anthos, bourroche, œillets, de chacune demie once,
électuaire de Diasatyrion une once, eringo
confit six dragmes, deux dragmes de vieux the-
riac, semence d'eruca, de l'eau d'orties, de
chacune demie dragme, species diamoschi dul-
cis deux scrupules, syrop de stechas une quantité
suffisante, & en faites electuaire : puis en prenez la grosseur d'une noix muscade le matin &
soir, & bûvez un verre de la décoction suivante.

Prenez feuilles de sauge, origan, romarin,
calamintes, orties, de chacune une poignée,
chamor, chamepi, Stechad, de chacune demie
poignée, semence d'eruca, orties, fenouil, de
chacune trois dragmes, racines, de pierre demie once, faites tout bouillir ensemble dans une
grande pinte d'eau de fontaine, & y ajoûtez
ensuite une chopine de vin de Malaga.

Pour la tête & le sinus.

PRenez huile distillée de marjolaine & noix
de muscade, de chacune trois parts, huile
de cloux de girofle une part, si vous voulez avoir cette matiere liquide, vous pouvez
laisser ces ingrediens ensemble : mais si vous
souhaitez qu'elle soit épaisse & portative, vous
en ferez onguent avec huile de muscades ordinaires, faite par expression : frottez de cela
deux fois la semaine la plante des pieds, comme aussi le peritoine entre l'anus & scrotum,
& le dehors des emunctoires. Cela fortifie &
corroborre tout à fait la nature.

Baume

Baume du Soulphre pour la poitrine & le poulmon.

FAites l'efprit de Therebentine de la forte. Diftillez la dans une cucurbite fans aucune autre liqueur au bain marye , puis la rectifiez trois ou quatre fois ; la marque pour connoître quand elle fera affez rectifiée , eft lors qu'elle s'unit bien avec l'efprit de vin. Mettez la enfuite fur des fleurs de foulphre qui ait été fublimé cinq ou fix fois : dirigez-les enfemble quelque tems , & l'efprit de vin diffoudra tout le foulphre, s'il n'y a pas affez d'efprit pour le diffoudre en une fois, verfez-le & en remettez de nouveau. Mêlez cette diffolution dans une cucurbite, avec douze fois autant d'eau diftillée, & diftillez cela au bain marye jufqu'à-ce que la fubftance demeure comme colophone , laquelle étant refroidie fera tranfparente & rouge comme un rubis. L'eau aura emporté tout l'efprit de therebentine n'y demeurant que le foulphre. Mettez cela en poudre , verfant deffus de bon efprit de vin qui fera tout diffoudre , excepté quelques feces dudit foulphre , qui fera en baume mucilagineux.

Cela eft excellent pour tous maux de poitrine & incommoditez de poulmons ; fi vous en oignez auffi les dartres, gratelles ou autres infirmitez , elles feront guéries en trois ou quatre jours.

Pour fixer le foulphre commun , & en tirer la teinture
pour la poitrine & les poulmons.

PRenez fleur de foulphre commun trois livres, ou à vôtre volonté en poudre fine, que mettrez dans un matras, & de l'efprit de foulphre

par

par deſſus qui ſurnagera de trois doigts : lutez-
le bien pour le mettre en digeſtion à petit feu de
ſable du premier degré, l'eſpace de quinze jours
ou trois ſemaines, juſqu'à-ce que le ſoulphre
devienne trés-noir : enſuite diſtillé à ſiccité &
en tirez tout l'eſprit : & pour le mieux, cohobez ledit eſprit ſur les feces broyées deux ou
trois fois : puis ledit ſoulphre noir étant diſtillé
à ſiccité, vous le tirerez & le mettrez en poudre fine pour calciner dans un pot à feu reverbere ou de la verrerie, l'eſpace de deux ou trois
ſemaines : premiérement il ſera mis noir, puis
deviendra blanchâtre, aprés jaune, & ſur la
fin rouge brun.

Pour en extraire la teinture ; prenez une livre de ſel que ferez diſſoudre dans de l'eau &
le filtrez : mettez cela dans une cucurbite, &
verſez deſſus peu à peu une livre de bonne huile
de vitriol, puis y ajoûtez la chappe & le recipient. Quand tout ſera dedans, il commencera
d'abord à diſtiller de ſoi-même à froid, vous le
mettrez au ſable de chaleur mediocre, diſtillez-
en tant que pourrez & rectifiez de ſon phlegme.
Il demeurera dans la cucurbite un ſel admirable
qui eſt fort ſubtil, & qu'il faut dulcifier par
pluſieurs ablutions d'eau & en donner trois grains
pour doze.

Pour les Fluxions du Cerveau.

Prenez eau de roſes, vinaigre & huile d'o-
live, que mêlerez bien enſemble, & appliquerez au front étant chaudes.

A U-

AUTRE.

VOus prendrez l'écorce mince & exterieure d'orange la plus déliée que vous pourrez couper : puis la mettez en rouleau , de maniére que le côté humide soit en dehors , & vous l'enfoncerez dans chaque narine, cela fait éternuer & attirer plusieurs eaux du cerveau.

Beosar dit theriacal du Pere Benig de Baulne , Prêtre Apoticaire au Convent des Capucins à Lyon.

VOus prendrez la vipere & tenez-la fort avec le poulce & le doigt par le col , si bien qu'elle ne puisse remuer , & lui fendez le gosier avec un canif, en sorte que vous puissiez lui arracher la langue que mettrez à part, détachez aussi la peau au tour du col joignant la tête , & écorchez le tout : puis coupez le tronc un poulce par dessus le nombril & jettez la queuë : ensuite ôtez tous les intestins , séparant la graisse à part, le cœur & le foye aussi à part & la tête aussi. Cela étant fait jettez ce qui est inutile, préparez plusieurs viperes de la sorte , puis mettez les troncs des corps sur une platine à part , les cœurs & foyes sur une autre, & les langues sur une autre sans rien laver : mettez-les doucement sécher dans un four médiocrement chaud : il faut cependant qu'il y ait plus de chaleur au commencement qu'à la fin, pour empêcher qu'elles ne se corrompent , & pour chasser d'abord la plus grande humidité : aprés il faudra les mettre seulement dans un lieu sec , avec tant soit peu de chaleur pour achever de les faire sécher

&

& durcir afin de les piler , ce qui se fera en neuf ou dix jours. Etant ainsi séchez mettez toutes les parties à piler , y jettant de fois à autre unegoutte d'opobalsamum ou baume blanc oriental , & quelque goutte de baume compo- sé , mais avec tant de retenuë & de discretion, que les baumes se puissent incontinent sécher & imbiber dans la poudre sans qu'on puisse discer- ner de liqueur , car cela empêcheroit de broyer & piler la poudre , remarquez aussi qu'il faut beaucoup moins employer de baume naturel , que de composé , car la plûpart de l'humidité de celui-ci s'exhale facilement par le mouve- ment que l'on excite en pilant ; au contraire l'autre demeure & s'attache bien plus étant vis- queux : par éxemple , à une livre de substance de viperes , une once ou au plus deux de bau- me naturel , peuvent suffire : mais de l'autre faites entrer le plus que vous pourrez , pourvû que la poudre ne devienne pas humide & pâ- teuse , quand il y entreroit une livre c'est le mieux.

Il faut de fois & d'autre faire passer par un tamis de soye ce qui pourra passer , & remettre ce qui ne peut passer pour le piler encore , & y mettre de vos baumes : quand vous verrez en- core quelque apparence de quantité en poudre deliée , vous le passerez par ledit tamis , & pi- lerez le reste comme dessus , faisant cela jusques- à-ce que tout soit passé , quoi que tout ne passe pas absolument , comme m'a dit le Pere Capu- cin , parce qu'il y reste une certaine poudre blanche , qui sont les os qu'il jette comme inu- tiles , & ladite poudre sera faite.

Le Baume composé se fait ainsi.

PRenez de la myrrhe, du bois d'aloës, du santal citrin, de chacun une once, des especes aromatiques de roses deux dragmes : tirez la teinture de ces choses avec bon esprit de vin tartarisé : mettez la myrrhe à part en un vaisseau, & mêlez les trois autres choses ensemble dans un autre ; quand l'une est bien teinte, versez-la & en reprenez d'autre, jusqu'à-ce qu'elle ne teigne plus. Prenez une once de la teinture de myrrhe, une once de celle des trois autres ingrediens, & une once d'excellente eau de roses odoriferantes ou pâles, & mêlez ces trois onces ensemble : ce mélange deviendra comme un baume gris, & c'est le baume composé.

La meilleure de roses se fait en mettant les roses pâles à putrefier, quand elles sont assez fermentées : distillez l'eau que mettrez sur nouvelles roses, & distillez comme devant ; l'eau qui en sort la premiére est la meilleure ; il la met ensuite au Soleil.

De cette poudre bezoardique thériacale, il en faut donner quatre ou cinq grains pour une doze, dans du bouillon ou du vin.

Pour relever d'une grande maladie qui a beaucoup diminué les forces & affoibli le corps, ou pour se précautionner de toute sorte de mauvais air ou infection, il en faut prendre & continuer quelques jours pour se maintenir en santé, le Pére recommande aussi son usage : assurant qu'elle est encore excellente pour la petite verole, pour les fiévres intermitentes, même les quartes.

La doze est d'une demie dragme immédiate-

ment

ment devant le paroxifme , & aux continuës ;
elle fe donne au jour de la crife : fi la fiévre ne
quitte à là feconde ou troifiéme prife ; donnez
au malade une purgation convenable immedia-
ment aprés que le paroxifme eft paffé : il faut
auffi préparer le corps par une purgation, avant
que de commencer à prendre cette poudre.

Pour faire un trés-grand confortatif , voici la maniére.

PRenez conferve de rofes rouges, conferve des
fleurs d'orange , de chacune une once : confection d'hyacinthe, poudre fubtile bezoardique
theriacale, de chacune deux dragmes : confection
d'alkermes une dragme , poudre d'or une fcrupule : enfermez les bien enfemble avec de l'opiat,
& fi la compofition eft, trop feche , ajoûtez y
du fyrop de grofeilles rouges tant qu'il en fera
befoin.   Prenez tous les matins de cette compofition la groffeur d'une noifette.

*La meilleure façon de faire la conferve de Ro-
fes , eft celle-ci.*

PRenez les feuilles bien mondées de leurs ongles blancs : mettez les dans une cucurbite
bien bouchée dans un bain marye , bouillant
pour une heure ou deux , jufqu'à-ce que les fleurs
foient parfaitement bien mortifiées ; alors vous
les ôterez pour les piler , & y ajoûtez leur
double poids de fucre en pain trés-fin bien pilez enfemble , & mettez - les en un pot pour
garder.
   Les têtes, peaux & graiffe de viperes que vous
aurez feparées pour faire la poudre bezoardique ;
fe gardent, d'autant qu'elles font douces & de
vert

vertu particuliére : fechez lentement lefdites têtes & peaux & les gardez. Faites fondre la graiffe, & la confervez en huile.

La tête portée proche de la gorge, eft excellent pour fquinancie & maux de ladite gorge.

La peau mife fur les reins de la femme étant en travail d'enfant, aide a la delivrer, & fi l'arriérefais ne vient pas aprés l'enfant, mettez la fur la cuiffe de la femme en dedans, & la fecondine viendra bien-tôt.

La graiffe eft merveilleufe pour la rougeur des vifages bourgeonnez, en les oignant d'icelle.

La poudre bezoardique fait fuer copieufement, fi l'on fe met en état de cela.

Les peaux feches hachées menu & mêlées avec l'avoine que mange un cheval qui a le farcin, le guerira étant continué quelque tems.

Opiat de Monfieur Chartier.

PRenez des racines d'enula campana, falfeparreille de la chine, de la peone, des grains de genevre, de chacun demie once, de racines mechoacan une demie once, des feuilles orientales une once & demie : broyez-les & infufez toutes enfemble dans trois livres d'eau par le moyen du bain marye pendant un jour : enfuite faites diffoudre dans la liqueur paffée par un linge ou tamis, de la moëlle de caffe nouvellement tirée quatre onces, de la confection hamech une once, de la poudre de rhubarbe, de fené, jalap, de chacune une dragme & demie, de la conferve de fleurs de nenuphar, bugloffe, violettes, de l'écorce de citrons confits, de la poudre de therebentine, & extrait de ligni fancti-triti, de chacun demie once, de la poudre des

trois

trois fantaus trois dragmes, du vieux theriaque quatre fcrupules, du fyrop de rofes pâles & fyrop de fleurs de pêcher de chacun une once & demie : puis faites l'opiat felon les regles de l'art, & le gardez dans un vaiffeau pour vous en fervir.

La doze doit être d'une demie once.

Ladanum opiatum du Docteur Barcon.

PRenez opium thebaicum quatre onces, du fel de tartre environ une once : rompez en morceaux l'opium, & le mêlez bien avec le fel dans un mortier d'airain : puis mettez dans un vaiffeau de verre & verfez deffus une chopine de vinaigre diftillé, une once d'efprit de fel : digerez le tout enfemble jufqu'à-ce qu'il ne jette plus d'écume; faites les bouillir aprés à confiftence d'électuaire en remuant toûjours : ajoûtez y de l'eau de fontaine une pinte, dans laquelle le ferez bouillir jufqu'à-ce que tout l'opium foit diffout : faites bouillir encore les feces dans de l'eau jufques à diffolution. & paffez la liqueur; filtrez enfuite & mêlez le tout enfemble fur le feu jufques à confiftence d'électuaire avec une once de fuc de regliffe, aprés ajoûtez y deux onces de teinture de grains de génévre fait avec eau d'anis, deux onces de poudre de fafran, une dragme de caftoreum; faites le tout comme eft dit deffus, bouillir à petit feu, & remuez bien y mettant de l'huile fuivante, fçavoir d'anis, mufcade & cloux de girofle, de chacun un fcrupule; ce qu'étant fait, vous les garderez dans un vaiffeau pour l'ufage. La doze en eft depuis trois grains jufques à huit.

Pierre

Pierre Médicinale.

VOus prendrez mercure d'antimoine ci-aprés
décrit une once, teinture d'or une dragme :
mêlez bien le tout dans un mortier de verre,
& le mettez dans un petit matras à tiers plein,
tenez le au four à la lampe, à laquelle vous ne
mettrez qu'un lumignon en dix jours ; cuifez le
encore dix avec deux lumignons, autres dix avec
trois lumignons, & dix autres avec quatre, & le
tout fera converti en poudre rouge comme fang.
Ce reméde eft univerfel aux plus grandes maladies
chroniques, verole, goutte, hydropifie, paralifie,
pefte & autres ; il opére par le ventre, fueurs &
urines. La doze eft de trois, quatre, ou cinq
grains, avec un peu de conferve de bourroche
ou violette.

Le Mercure d'Antimoine pour l'operation de la pierre Medecinale.

VOus prendrez des cendres gravelées, chaux
vive parties égales, que mettrez dans un
vaiffeau de terre, verfant deffus quantité d'eau
que ferez bouillir doucement & laifferez refroidir ; filtrez enfuite la liqueur qu'elle foit bien
claire. Ayez trois ou quatre onces de mercure
de vie qui eft la poudre hemetique, que mettrez
dans un matras, & verferez deffus quatre doigts
de vôtre liqueur ou leffive, les tenant en digeftion fur un four à cendres du deuxiéme degré,
l'efpace de trois ou quatre jours, afin que la leffive tire la teinture de vôtre mercure de vie :
féparez la leffive, remettez-en d'autre &
digerez, réiterant nouvelle adition de la-

dite leſſive & digeſtion tant qu'elle ne tire plus
de teinture, & que vôtre poudre ſoit bien atte
nuée, ſur laquelle vous ajoûterez autant de ſe
armoniac ſublimé. Incorporez le tout avec le
double d'huile de tartre, purifié trente jours au
fumier de cheval, le tems expiré, mettez vôtre matiere dans un mortier de marbre, broyez
la y mettant un peu d'eau chaude : puis ajoû-
tez-en de la plus chaude & broyez. Séparez ladite eau comme deſſus, & y mettez du vinaigre
au lieu d'eau & broyez toûjours ; vous verrez
en peu de tems la poudre ſe convertir en mercure coulant.

Si l'on ſublime le regule avec quatre fois autant de ſel armoniac, il monte en fleurs avec
ledit ſel, deſquelles (par la même façon) on
extrait le mercure.

Teinture d'or pour ladite operation.

PRenez de l'or fin en pouſſiere ou paillettes
q. ſ. que diſſoudrez en eau philoſophale de
ſel armoniac & nitre : étant diſſout verſez dedans du mercure & le quart d'eau-forte, tenez
en digeſtion ſur cendres chaudes tant que le mercure ſoit diſſout : l'eau qui étoit orangée de la
diſſolution de l'or viendra claire & blanche,
laiſſant l'or fort tenu & ſpongieux : ſeparez l'eau
de vôtre or, que laverez en pluſieurs eaux pour
en ôter l'acrimonie : puis le ſécherez & aurez
une chaux d'or, faites rougir dans un creuſet de
la fine pierre de ponce & éteignez cinq ou ſix
fois l'ignition & extinction, alors elle ſera bien
calcinée & ſe reduira facilement en poudre ſubtile ſur le marbre ; rougiſſez encore demi quart
d'heure cette poudre ; & la laiſſez refroidir ,

la

la subtilisant après tant que vous pourrez.

Faites une couche de vôtre poudre dans un creuset de l'épaisseur d'un doigt : mettez dessus de la poudre d'or, & dessus icelle nouvelle poncé, sur la ponce de l'or, & sur l'or de la ponce, couvrant le creuset d'une tuille & le luttant bien : tenez le creuset vingt-quatre heures en un four de verrier où ils recuisent leurs cendres, afin que le creuset soit toûjours rouge , sans que les matieres fondent : laissez le refroidir , & en séparez la poudre que broyerez bien & verserez dans un matras, & dessus icelle du dissolvant qui suit.

Prenez du sel fondu au feu dans un creuset une livre , du miel d'Espagne deux livres : mêlez ce sel, pulverisez avec le miel & cuit en un vaisseau de fer en forme de suppositoire : jettez cette matiére sur une pierre polie & la laissez refroidir , mettez-la en poudre, sur cette poudre mise en une cornuë, versez bon vinaigre distillé & rectifié trois livres : puis distillez au sable par degré ; ayant digeré auparavant vingt-quatre heures ; vous donnerez sur la fin grand feu cinq ou six heures , que la cornuë rougisse : la distillation achevée , laissez refroidir la cornuë douze heures ; separez le vinaigre & distillez aux cendres à siccité separant le phlegme : lavez bien net l'alembic , rectifiez encore trois ou quatre fois vôtre vinaigre , qu'il vienne bien clair & blanc , au lieu qu'auparavant il étoit jaune. C'est un dissolvant de chaux metalique.

De ce dissolvant , vous verserez sur vos poudres de ponce & de sel surnageant trois doigts, tenez-les en digestion , dans un peu d'heures il se colorera d'orangé. La digestion se doit faire au four à cendres trois ou quatre jours : separez

en-

enfuite le diffolvant , verfez-en d'autre fur vos poudres , digerez tant que le diffolvant fe teigne , que feparerez & mêlerez avec l'autre , le filtrant & exhalant au bain en poudre un peu orangée ; fi vous croyez qu'il y ait encore de la teinture d'or dans la poudre , la faut fécher & reverberer quinze heures , puis procéder à la teinture comme la précédente.

Sur cette poudre demeurée dans l'alembic & mife aprés dans un matras , verfez de bon efprit de vin , afin qu'enfuite étant feparé d'une hypoftace , le diftilliez & cohobiez deux ou trois fois au bain , vous aurez une efpece d'or potable , feparant la moitié de l'efprit de vin au bain. On en donne cinq ou fix gouttes en liqueur propre pour un plus grand corroborant dans les plus grandes maladies.

Pour avoir l'efprit de vin propre pour ladite teinture, de beaucoup plus excellent.

VOus prendrez fel de tartre criftallin , qui fe fait par diverfes diffolutions , & congelations : puis reduifez en poudre quatre onces que mettrez en une cornuë ; ajoûtez-y d'un excellent efprit de vin rectifié deux livres : digerez vingt-quatre heures , puis en diftillez feulement une livre aux cendres tiédes, ou de premier degré: le refte eft infipide, quelques rectifications que puiffe avoir l'efprit de vin ; auffi eft-il beaucoup plus acre & plus propre à l'extrait des teintures.

La teinture de corail fe met de même façon avec la pierre de ponce ; le mettant tout entier, la ponce par fa féchereffe tire la teinture laiffant le corail blanc comme amidon qu'il faut feparer.

De la même maniére tirerez la teinture de l'une qui vient bleuë. P4-

Panacée de Scordeus.

PRenez soulphre d'Antimoine une once, regule d'Antimoine une once , huile de soulphre ou de vitriol trois onces. Faites digerer le tout ensemble en fiente de cheval pendant huit jours dans une petite cornuë : puis distillez & recohobez sur le marc la chose distillée trois fois. Poussez aprés le feu du quatriéme degré durant douze heures, & pour lors il sera tout fixe. Cassez la cornuë, prenez vôtre matiére, que pilerez & laverez en eau rose & sécherez sur le papier gris : mais étant séche mettezla dans une écuelle de terre à reverbere pendant cinq heures, & sera fait.

Prenez une once de cette poudre , magistere ou sel de corail deux once mêlez ensemble. La doze est depuis dix jusques à vingt grains dans des vehicules propres, du vin , eau de chardon benit, &c.

La vertu de cette Panacée.

ELle guérit toute sorte de maladies, la peste & autres des plus dangereuses. Il faut recommencer plusieurs fois si l'on n'est guéri d'abord. Elle guérit toutes les maladies qui demandent la sueur, & purifie tout à fait le sang. Son effet se fait par purgations, sueurs & insensibles transpirations.

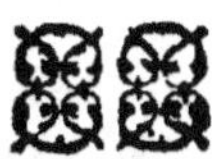

Soulphre d'Antimoine.

PRenez du cinabre d'Antimoine qui se trouve
au col de la retorte quand l'on a fait la poudre Emetique, que ferez bouillir en lessive trés-
forte faite de chaux vive & de salpêtre, l'espace de trois heures, & le mercure se separera
tout coulant : filtrez cette lessive & la laissez reposer, & vôtre soulphre se précipitera de soi-
même au fond en poudre rouge, que ferez sécher ; & laverez ensuite avec eau chaude.

Autre Panacée d'Antimoine.

PRenez Antimoine crud, que pilerez & im-
biberez peu à peu avec de bonne huile de
vitriol, puis le mettrez cuire à feu de cendres durant quinze jours, & reimbiberez derechef & cuirez pendant quinze jours ; vous ferez
la même chose pour la troisiéme fois : & la
derniere pour l'achever de fixer, il faut le mettre dans une cornuë, & pousser hors à grand
feu tous les esprits : puis cassez la cornuë où
vous trouverez vôtre Panacée fixe. La doze est
de trois à cinq grains en tel vehicule qu'on vou-
dra. Ce reméde est bon pour toute sorte de
maladies, mais particuliérement pour l'apoplexie.

Autre Panacée.

FAut sublimer le salpêtre avec le charbon ;
aprés lui donner grand feu pendant deux heures, puis le dissoudre en eau commune : filtrer
& évaporer jusques à siccité, & lui donner encore grand feu l'espace de deux ou trois heures,
jus-

jufqu'à-ce qu'il devienne comme verd Prenez deux parties de cette poudre & fel de Nitre & une partie d'Antimoine en poudre, que mettrez enfemble dans un pot de terre verniffé avec une quantité fuffifante d'eau commune, puis faites deffécher le tout, & étant fec, tenez vôtre pot deux heures à grand feu, & jettez vôtre matiére dans l'eau commune, & cette eau tirera la teinture de l'antimoine : laiffez-la repofer une nuit, & le lendemain vous trouverez cette teinture au fond, vuidez l'eau par inclination, & defféchez vôtre poudre.

Voila une Panacée de laquelle vous pouvez donner depuis dix jufques à vingt grains, qui purgeront doucement par le bas.

Prenez de la Panacée fufdite une once, regule d'Antimoine une once, huile de foulphre ou de vitriol rectifié trois onces : faites digerer le tout enfemble en fiente de cheval dans une petite cornuë l'efpace de huit jours, puis le diftillez, enfuite cohobez ladite huile diftillée fur le marc par trois fois, puis pouffez ladite matiére au feu du quatriéme degré pendant douze heures, & alors tout vôtre Antimoine fera fixe. Caffez la cornuë, prenez vôtre matiére & la pilez, reverberez-la pendant deux heures dans une écuelle de terre, & lavez enfuite en eau de rofe & la féchez fur le papier gris & fera faite.

Prenez une once de cette poudre, magiftere ou fel de corail deux onces que mettrez enfemble.

La doze de cette excellente Panacée eft de dix, quinze, jufques à vingt grains & non davantage.

Pour l'augmenter en vertu on y peut ajoûter autant pefant de fel ou vitriol de Mars que

de

de sel de corail fait comme il suit.

Dissolvez limaille d'acier en huile de soulphre fait par la campane, pilez-le & le mettrez dissoudre en eau commune, que filtrerez par le papier gris : puis ferez évaporer jusques à siccité, & pour le perfectionner davantage, vous le pourrez derechef dissoudre, filtrer & évaporer.

Cette Panacée guérit toute sorte de maladies, hydropisie, ptisie, paralisie, peste & toutes autres causées par obstructions, ou demandant la sueur & la purification du sang.

Elle purge par sueurs, transpirations insensibles & souvent par bas. En cas qu'on ne soit guéri de la premiére fois, il faut reïterer.

Autre Panacée.

PRenez de bon vitriol, & le dissolvez & congelez avec de l'esprit de vitriol, neuf ou dix fois : puis le rubifiez, & dans plusieurs retortes distillez son huile, dans laquelle faites dissoudre des cristaux d'or préparez selon l'art : puis par digestion separez la terre damnée de l'or, & menez-le à la perfection par circulation. Cette Panacée produit tous les effets que l'on peut attribuer à une bonne Panacée, en toute sorte de maladies, & renouvelle tout à fait le temperament.

Preparation singuliére du mercure de vie.

PRenez six onces d'Antimoine mineral bien net, qui n'ait jamais été fondu, autant de bon salpêtre trituré en poudre subtile, & mêlez : puis ce mêlange étant dans un creuset & couvert d'un autre creuset percé au fond de la

gros-

grosseûr d'un poix , donnez feu par degré &
cette matiére fulminera ; quand il ne sortira plus
de fumée par le trou du creuset superieur , ôtez-le
du feu , & retirez la matiére restée dans le creuset
inférieur pour le mettre en poudre subtile.

Prenez trois ducats d'or & six fois autant de
ladite poudre , mettez la premiérement sur le
feu dans un creuset pour la faire fondre , &
quand elle sera fonduë , jettez y l'un des ducats,
remuant avec un bâton jusqu'à-ce qu'il soit fondu , & ferez ainsi successivement des autres ducats l'un aprés l'autre : étans tous fondus ayant
demeuré un peu de tems sur le feu , retirez le
vaisseau , & étant refroidi , tirez toute la matiére que pilerez & passerez par le tamis , y mêlant autant pesant de mercure sublimé pareille-
ment pulverisé & passé par le tamis : mettez le
tout ensemble dans une cornuë de verre bien
luttée par le col , & le posez dans un fourneau
donnant petit feu du commencement : & au bec
de la cornuë adaptez un recipient plein d'eau
commune sans lutter les jointures , faisant entrer
le bec de ladite cornuë dans l'eau du recipient ,
& augmentant le feu peu à peu : vous verrez
couler la matiére dans l'eau , mais la plûpart
d'icelle demeurera attachée dans le col de la cornuë , laquelle on pourra retirer & faire tomber avec un fer crochu dans le recipient ; quand
il ne tombera plus rien à force de feu , laissez
refroidir , & ayant cassé la cornuë , achevez de
retirer le reste de la matiére élevée & attachée
au col & la mettez dans l'eau du recipient avec
l'autre , ayant laissé faire residence à l'eau , versez-la par inclination , la gardez pour la guerison de toute sorte d'ulceres. Mettez de nouvelle eau commune chaude sur la matiere qui a
fait

fait refidence au fond du recipient, & aprés l'avoir agité quelque tems laiffez la raffeoir; puis verfez l'eau & en remettez d'autre; reïterez les lotions fept ou huit fois, & feparez enfuite le mercure avec une plume, & mettez la poudre dans de l'eau nouvelle chaude qu'y laifferez jufqu'au jour fuivant, auquel ivous recommencerez les lotions comme au precedent, ce que continuerez fix jours, & au feptiéme vous laverez avec eau fraîche : puis ayant fait fécher ladite poudre, la·garderez pour vous en fervir dans l'occafion.

La doze pour les enfans eft d'un ou deux grains, & pour les adultes depuis quatre jufques à fix ou fept, felon la force.

On la met tremper dés le foir en deux ou trois onces de vin blanc jufques au matin : on coule le vin pour le boire, demie heure aprés on prend un bouillon.

On la peut auffi donner en fubftance : elle fait vomir doucement & purge auffi par les voyes du ventre. On en a toûjours eu bon fuccés dans la cure des fiévres intermittentes & de la goutte,

Grand Diaphoretique d'Antimoine.

PRenez bon Antimoine mineral bien pilé & mêlé avec demie livre de mercure fublimé, mettez le tout fans lui donner tems de s'humecter, dans une cornuë de verre fur le fable (il rend davantage quand on le laiffe quelque tems à l'air) faires-en le beurre à l'ordinaire ; mais fur la fin de la diftillation, faites prefque rougir le cul de la cornuë: une partie paffera en beurre, & l'autre en cinabre fort dur, & l'Antimoine reftera au fond : fi avant la diftillation
on

on laisse le mêlange à l'air , il y passera beaucoup plus de liqueur qu'il ne seroit s'il étoit en
beurre dur. Rectifiez ce beurre & faites le re-
fondre , & le mettez dans une nouvelle cornuë ,
& vous servez en la rectifiant d'une autre cornuë pour recipient : faites le fondre encore pour
l'avoir plus clair & plus ramassé : mettez dessus
de trés-bon esprit de Nitre bien rectifié , jusqu'à
ce qu'il ne fasse aucune ébullution : distillez à
petit feu , & sur la fin faites feu à rougir le cul
de la cornuë , il y passera une partie de l'esprit
de Nitre sans aucune couleur , aprés il passera
des fumées blanches , lesquelles à même tems
qu'elles passeront dans le recipient se dissoudront
& tiendront ledit esprit de Nitre en couleur de
dissollution d'or , comme il étoit avant d'être
mis sur le feu. Il ne faut point se servir de ce
qui se sublime , parce que ce sont les esprits ar-
senicaux de l'antimoine ; au fond il y reste une
matiere fort spongieuse jaune & rouge : cette
matiere pourra changer de couleur ; mais pul-
verisez-la & mettez dessus de l'eau de fontaine
fort chaude , l'eau se blanchit comme du lait ,
& reste au fond une matiere noirâtre : cette eau
teinte vingt-quatre heures aprés , ne se déchar-
gera que fort peu , même la filtrant à double papier gris , elle passera comme du petit lait ; dul-
cifiez-la par diverses eaux , desséchez-la à trés-
petite chaleur , & la mettrez entre les deux
creusets bien luttez , & y donnez feu de roué
une heure durant ; puis la laissez refroidir de soi-
même : rebroyez-la & remettez dans vos creusets bien luttez , y donnant feu tant que les creusets rougissent dessus & dessous , la poudre se
trouvera blanche : broyez-la bien & la mettez
dans une écuelle vernissée & de l'esprit de vin
par

par deſſus qui ſurnage d'un petit doigt : mettez-
y le feu, & à même tems que l'eſprit de vin
brûlera, remuez bien & la poudre ſe deſſeche-
ra : vous la broyerez y mêlant ſept gros d'antimoine diaphoretique ordinaire, paſſé trois fois
par le Nitre : broyez bien peu à peu les deux
matieres enſemble, mettez le tout dans une petite cornuë, & par deſſus trois onces & demie
d'excellent eſprit de Nitre ; tenez cette cornuë
à feu de ſable en digeſtion environ vingt-quatre
heures ; aprés diſtillez à petit feu juſques à ſé-
chereſſe, lavez la matiere reſtante avec eau de
chardons benits diſtillée, en verſant par inclination juſqu'à-ce que la matiere ſoit entiérement
édulcorée. Laiſſez la deſſécher d'elle-même dans
un filtre & la broyez impalpable, l'ayant miſe dans
une écuelle verniſſée, & par deſſus de l'eſprit
de vin de l'épaiſſeur d'un doigt : laiſſez-la ainſi
ſans autre digeſtion pendant ſix ou ſept heures,
aprés cela brûlez l'eſprit de vin, remuant toûjours avec une cueiller d'argent : rebroyez-la
& ſerrez dans un vaiſſeau de verre.

Cette poudre fait puiſſamment ſuer ; prenez-
la trois jours de ſuite dans quelques confitures,
quinze grains à chaque doze : puis trois autres
jours à vingt grains pour doze, & trois autres
encore à quinze ſeulement comme vous aurez
commencé, & un peu aprés l'avoir priſe, il faut
un verre de la décoction ſuivante.

Prenez quatre onces de gavac ; deux onces de
ſarſepareille, une once de ſaſſafras infuſé en trois
pintes d'eau vingt-quatre heures : puis faites
bouillir cela enſemble l'eſpace de trois heures à
feu lent, & la tirez du feu ; vous prendrez ladite décoction toute chaude comme un bouillon.

Par ce Reméde on guérit les gouttes, hydro-
piſies 1

pifies ; paralifies & verolles : mais il faut auparavant commencer par les minoritifs fuivant le tempérament chaud ou froid, fec ou humide des perfonnes malades.

Ceux qui font curieux de conferver leur fanté
& leur embonpoint, peuvent prendre de cette
poudre au Printems & en l'Automne aprés s'ê-
tre purgez une fois ou deux. La doze fera de
dix ou douze grains avec un gros de la confection d'Alkermes, & incontinent aprés un verre
de la décoction fufdite.

Cette poudre réfifte puiffamment à la pourriture & corruption, defféchant les humeurs fu-
perfluës, & eft un vrai concretif du fang.

Autre grand Diaphoretique d'Antimoine.

PRenez une part de regule d'antimoine & fix
parts de nitre : faites les brûler enfemble dans
un creufet, reverberez-les une heure aprés qu'ils
feront fondus : puis prenez une cruche de terre
pleine d'eau de fontaine, fur laquelle mettez un
creufet qui foit percé au fond, par lequel vous
verferez vôtre antimoine & falpêtre fondus ; la
plûpart du fel fe diffoudra dans l'eau, l'antimoine tombera au fond en poudre blanche : verfez-
en l'eau quand tout fera raffis : & dulcifiez par
plufieurs ablutions en eau fraîche de la poudre
qui eft reftée, jufqu'à-ce qu'elle ne foit plus fa-
lée & ne retienne aucun goût d'acrimoine ; vous
la ferez ainfi fécher & garderez pour vous en
fervir dans l'occafion.

Diaphorétique de Monsieur le Comte d'Oxfort.

VOus prendrez du mercure bien purifié & du soulphre de chacun une once : broyez les bien ensemble jusques-à-ce qu'il n'y paroisse aucun atôme du mercure, mais que tout soit en poudre grise fort subtile : puis faites fondre une dragme d'étain, & l'ayant un peu laissé refroidir, vous y verserez vôtre dite poudre de mercure & de soulphre, & les remuerez & agiterez bien ensemble : ensuite vous mettrez le tout sur le feu pour calciner, y donnant grand feu sur la fin : vous aurez tout achevé en l'espace d'une bonne demie heure : aprés vous retirerez le creuset & vous aurez une poudre brune, laquelle est un trés grand Diaphoretique au rapport de ceux qui en ont fait expérience, comme l'a témoigné Monsieur le Comte d'Oxfort,

Vous en prendrez pour doze depuis cinq jusques à dix ou douze grains, selon la force de vôtre tempérament & la malignité de la maladie que vous voulez guérir.

Diaphorétique du Cristal d'Antimoine.

DIstillez un esprit & huile du sel & du vitriol, dans lequel ferez dissoudre & digererez de l'antimoine l'espace d'un mois : vous aurez une matiere fort rouge, laquelle il faudra distiller & cristalliser.

Vous n'en prendrez pas davantage pour la doze ordinaire que deux ou trois grains, si vous ne vous appercevez en avoir besoin & necessité de plus.

Or

Or Potable.

BRoyez de l'or avec nitre, sel & alun, selon que l'enseigne Zuelfer, ensuite faites-les bouillir dans de l'eau commune qu'évaporerez jusques à parfaite siccité, puis mettez dessus du pur esprit de vin, & digerez, l'esprit de vin se teindra d'une teinture d'or : versez ledit esprit teint & en remettez d'autre, faisant ainsi jusqu'à-ce qu'il ait extrait tout l'or. Distillez fort doucement l'esprit jusqu'à-ce que la matiere reste comme un syrop, sur lequel mettez trois fois son pesant d'esprit de miel, qui est pour empêcher la fulmination : ensuite de cela faites le précipiter avec de l'esprit d'urine, & l'or tombera au fond comme boüe verte brune qui demeurera dans le filtre : laissez rasseoir encore la liqueur passée par le filtre dix on douze jours, & il se précipitera de soi même encore de la matiere, mais non pas si verte ni si brune comme auparavant, que séparerez par le filtre ; continuez ceci jusqu'à-ce qu'il ne se précipite plus d'or, & à chaque fois ce qui se précipitera sera plus délié & subtil. Lavez vos précipitations avec de l'eau distillée, jusqu'à-ce que vous ayez ôté tout le sel & acrimonie : puis mettez-y vôtre menstruë d'esprit de vin acué avec esprit ou sel d'urine, & au fond il tirera une teinture rouge & brune en vingt-quatre heures, versez le menstruë teint & en mettez d'autre, continuant cela jusqu'à-ce qu'il ne teigne plus même à la chaleur du bain marye. La premiére fois l'eau se teindra au froid, mais aprés il faut la chaleur du bain, car autrement il ne se tiendroit plus. Distillez vôtre esprit teint jusqu'à-ce qu'il y reste

une

une gomme humide , sur la fin de cette diftillation il paffera quelque phlegme qu'il faut recevoir à part ; & fi lors on donne trop de chaleur, il montera quelque teinture avec ce phlegme , car fi vous le deffechez trop il ne fe diffoudra pas bien dans l'efprit de vin. Sur une
dragme de cette gomme mettez une once d'efprit de vin & un demi feptier de vin d'Efpagne
& filtrez cela par le papier gris : de quoi donnerez une once pour doze.

Pour ne rien perdre de vôtre or prenez le
corps reftant aprés que vôtre menftrue en a tiré
toute la teinture qu'il a pû, & réiterez avec
lui de nouveau toute l'operation comme vous
avez fait avec l'or crud : c'eft à dire broyez-le
avec les trois fels, & faites bouillir dans de l'eau
commune jufques à féchereffe. Reïterez encore
avec l'efprit de vin : filtrez ledit efprit & évaporez à fyrop : diffolvez dedans trois fois fon
pefant d'efprit de miel, précipitez avec efprit
d'urine ; abluez la précipitation de toute la fal-
funogité, & tirez en la teinture avec vôtre menftruë. Notez qu'à toutes les fois que vous tirez
la teinture avec vôtre menftruë ; la premiere
fois que vous la mettez, aprés avoir dulcifié vôtre precipité, l'efprit de vin acué tirera la teinture à froid ; mais aprés que vous aurez verfé
cette premiere extraction & que vous y verfez
nouveau menftruë, il faut digerer au bain , car
autrement le menftruë ne fe tiendroit pas ; répé-
tez la même operation fur le corps qui ne donne plus de teinture , commençant par l'ébullution dans l'eau commune avec les trois fels, &
achevant par l'extraction de la teinture par le
moyen de vôtre menftruë ; reïterez cela jufqu'à
ce qu'il ne vous refte plus d'or : mais que le
tout

tout soit dissout en teinture, & vous verrez qu'à chaque fois l'or deviendra plus pâteux, & en digerant le menstruë sur l'or, il surnagera une huile.

Voila comme l'or potable se fait, mais en travaillant pour y parvenir on a d'autres curiositez quand on s'éloigne de ce droit chemin, & particuliérement pour faire le crocus solis comme l'enseigne Zuelfer, à sçavoir, broyez vôtre or avec les trois sels ; faites bouillir dans l'eau commune, évaporez à siccité : dissolvez de nouveau en eau commune ; quand tout est dissout, precipitez avec huile de Tartre : faites passer la liqueur par le filtre, & l'on a trouvé dans ledit filtre, du mercure coulant avec la poudre que, Zuelfer appelle crocus solis, mais il n'y a point d'or, c'est seulement quelque terrestreité des sels, impregnée de quelque esprit d'or, lequel est tout dans la liqueur qui a passé dans le filtre, qui ne se precipite pas avec le sel de Tartre, mais l'esprit d'urine le precipite tout, & il est fulminant : lors qu'il est precipité, versez la liqueur surnageante, & sur l'or precipité metrez de l'eau commune & du mercure coulant que battrez ensemble, & le mercure fera que l'or deviendra en poudre tannée laquelle laverez bien de toute saleure ; & si vous la mettez dans un creuset & la reverberez à grand feu, cette poudre d'or deviendra fixe : mais si vous la broyez premiérement avec du soulphre, puis la mettez à reverberer, tout l'or s'en ira avec le soulphre.

Quand l'or dissout par les trois sels & l'eau commune a été retiré avec l'esprit de vin, on le peut precipiter en l'agitant dans un matras avec du mercure coulant : il tombe lors en poudre violette fort subtile & si ouverte, que si on

Tome I. K la

la mêle avec de soulphre commun, elle se sublimera toute avec ledit soulphre au feu diguition,
ou de reverbere ; neanmoins la teinture ne s'en
tire pas si facilement que de celle qui est precipitée
avec l'esprit d'urine.

Or Potable pour servir aux maladies les plus aban-données, dont les effets sont admirables.

VOus prendrez or en chaux une once, regule
d'antimoine une once, sucre candy une once , bezoard demi gros , le tout bien pulverisé
& mêlé ensemble , vous le mettrez dans une
cornuë luttée avec son recipient qui soit beaucoup plus gros que la cornuë, de peur que les
esprits retournant du recipient ne fassent crever
les vaisseaux, que mettrez à feu de degré pendant douze heures, & durant les trois dernieres
vous y ferez grand feu.

Autre Or Potable.

FAites dissoudre une once de fin or dans huit
onces d'eau regale : lors qu'il sera bien dissout vous verserez une pinte d'eau commune mesure de Paris sur la distillation, afin d'affoiblir
l'eau regale : puis vous verserez dessus peu à
peu .deux pintes d'une lessive faite d'eau commune & de tartre calciné , qui sera precipiter
l'or au fond, & quand vous verrez que les ébullutions cesseront, vous cesserez aussi de verser de
ladite lessive, & laisserez reposer le tout durant
vingt-quatre heures , ou jusqu'à-ce que vous
voyez tout vôtre or precipité au fond & qu'il
ne se precipite plus rien. Versez ensuite vôtre
eau par inclination fort doucement & en mettrez
d'autre

d'autre deſſus, faiſant cela par trois ou quatre fois ou plus juſqu'à-ce que vous retiriez vôtre eau inſipide, comme quand vous l'y avez miſe.

Cela fait verſez vôtre or ſur un papier gris étendu ſur un entonnoir de verre, & l'y laiſſez ſécher doucement ſans feu : quand il ſera ſec, vous le mettrez dans une écuelle de verre ou ſemblable vaiſſeau, & verſerez peu à peu & à diverſes repriſes, environ le poids de deux onces de l'huile vitriolique & philoſophique, ci-deſſous décrite : & à l'inſtant il bouillira & s'échauffera, devenant noir comme de l'ancre, & ſentira le relant des ſepulchres, & même le vaiſſeau s'échauffera, de ſorte qu'il faudra le poſer ſur une table, où vous le laiſſerez l'eſpace de trois jours, pendant lequel tems le diſſolvant agira continuellement, comme vous reconnoîtrez par les petites ébullutions qu'il fera.

Au bout de trois jours, vous verſerez deſſus peu à peu, quatre ou cinq pintes d'eau commune, qui deviendra violette, & emportera avec elle tout vôtre or diſſout, & vous la mettrez repoſer dans quelque grand vaſe de verre convenable ; en un jour ou deux vôtre or qui paroîtra comme des arômes ſpongieux, ſe precipitera peu à peu au fond : quand il ſera bien precipité, vous verſerez l'eau doucement par inclination, & vous en remettrez d'autre par deſſus, & continuerez cela deux ou trois fois : aprés quoi ayant verſé l'eau, vous le ferez ſécher à un feu de cendres, dans le même vaiſſeau où il eſt : étant ſec vous y mettrez du vinaigre diſtillé, en ſorte qu'il ſurnage de quatre doigts, & le mettez en digeſtion : le vinaigre deviendra verd, & tirera à ſoi tout ce qui peut être reſté des eſprits du tartre & du vitriol : vous le verſerez enſuite

par inclination , & ferez deſſécher la poudre
qui reſtera , & enſuite la mettrez encore dans un
creuſet pour deſſécher à petit feu mediocre.

Etant bien ſéche , vous la mettrez dans un
matras , & yerſerez deſſus huit onces d'eſprit de
ſel bien rectifié , ſans toutesfois en ſéparer le
phlegme : puis vous la mettrez en digeſtion ſur
les cendres , juſqu'à-ce que vous voyez vôtre eſprit teint & coloré d'une fort belle couleur
azurée , comme jaune orangée ; & ſi vous voulez , vous pourrez même verſer encore de nouvel eſprit de ſel ſur les feces , juſqu'à-ce qu'il ne
prenne plus de teinture.

Quand vous aurez tiré toute la teinture avec
l'eſprit de ſel , vous le mettrez dans un petit
alembic , puis diſtillerez juſques à conſiſtence de
miel , & cohoberez vôtre menſtruë , & diſtillerez juſqu'à ſept fois , toûjours en conſiſtence
de miel , excepté la derniere fòis , que vous tirerez juſqu'à ſec.

Cela étant fait , vous prendrez huit onces de
bon eſprit ardent de Saturne , que verſerez ſur
vôtre or & le mettrez en digeſtion durant vingt-
quatre heures ou plus , & ſe cohoberera , & tirera à ſoi toute la teinture de l'or diſſout , &
amortira auſſi tous les eſprits fixes du ſel , qui
peuvent être reſtez dans cette diſſolution.

On s'en peut ſervir tout ſeul en cette matiere,
en verſant une goutte ou deux , ou plus , dans
quelque liqueur convenable , mais j'eſtime qu'on
le peut rendre encore plus efficace , en le mêlant avec les teintures de bezoard , de corail de
perles & d'ambre gris , tirez comme il ſuit.

Les perles & le corail ſe preparent de cette
façon : il faut premiérement les diſſoudre en du
vinaigre diſtillé , faire enſuite évaporer le vinaigre

aigre, & sur la matiere qui reste au fond, versez de l'eau-de-vie acuée, avec le quart de son
poids d'esprit de sel, laquelle se colorera d'une
fort belle couleur dorée : puis l'ayant versée par
inclination & ensuite fait évaporer, vous dissou-
drez cet extrait, qui restera dans de l'eau de
rose & de chardon benit, moitié par moitié,
laquelle eau se teindra aussi en couleur jaune
dorée.

La teinture du bezoard se tire ainsi. On broye
ledit bezoard, & on verse dessus de l'eau-de-vie
acuée par l'esprit de sel, comme dit est, laquelle se colore d'un beau rouge ; on la verse par
inclination, en versant d'autre jusqu'à-ce qu'elle
ne tire plus de teinture. On fait évaporer le
menstruë, & sur l'extrait, on verse desdites eaux
de chardon benit & de roses.

La teinture de l'ambre gris, se tire en versant de bon esprit de vin dessus, & le mettant
en digestion au Soleil & aux cendres, ou bien
en le dissolvant dans de l'esprit de miel, qui a
cette faculté de le dissoudre particuliérement.

L'eau regale pour dissoudre l'or, se fait en dis-
tillant huit onces d'esprit de nitre avec son phlegme, sur une once de sel commun, décrépité,
dissout & coagulé.

L'huile de vitriol philosophique se fait aussi
en cette maniére.

Prenez huit onces de bon étain & le faites
fondre dans un creuset, tirez-le du feu, & comme il sera encore en fonte, versez-y dedans huit
onces de mercure commun : puis à l'instant jet-
tez-les dans un mortier de marbre, & le broyez
avec un pilon de bois jusques à ce qu'il soit bien
étendu comme pour mettre derriere des glaces
de miroirs.

K 3

Cela

Cela fait prenez une livre de bon sublimé de Venife & le broyez & triturez avec le fufdit amalgame d'étain & mercure, tant & fi long tems qu'il devienne noir, & enfuite gras, & s'attache au pilon comme de la graiffe, & enfin fe reduife comme en bouillie noire, & combien que le mercure femble fe détache, il ne faut pourtant pas feparer, mais toûjours broyer le tout enfemble.

Quand il fera reduit comme en bouillie noire & claire, vous le vuiderez dans des écuelles de fayance ou de verre, & le mettrez en un lieu humide, ou le laifferez fur une table ou fenêtre au ferain, mais en forte que le vent, la pluye ni le Soleil, ne donnent deffus, & vôtre huile philofophique fe feparera & furnagera deffus les feces, & la verferez doucement par inclination dans une phiole, que laifferez repofer jufques à ce qu'elle foit claire, afin qu'on ne s'en puiffe fervir.

Cette huile eft fort pefante, & eft fixe au feu, comme les fels.

Il faut noter auffi que pour la bien faire, il faut choifir un tems humide ou pluvieux, ou une cave fraîche, car autrement on n'en viendroit jamais à bout, & la matiere demeureroit toûjours en poudre dans le mortier de marbre.

Teinture d'Or.

PRenez foulphre & borax, les fondez enfemble par trois fois dans une phiole, les broyant chaque fois : puis fondez l'or avec poids égal de rofettes, jettez deffus de la compofition fufdite jufques à ce que la rofette foit toute reduite en œs uftum ; puis refondez cet or avec nou-

nouvelle rosette, & le brûlez avec soulphre susdit, & ainsi par trois fois : l'or sera rouge comme sang, & cette teinture souffrira la congelation. Quand il est brûlé, il faut battre l'or avec un marteau, pour faire étailler tout l'œs ustum, & si cela ne se fait pas bien, il le faut brûler derechef avec davantage de mercure, jusqu'à-ce que tout le soulphre en soit bien separé, ce qui se doit faire à chaque fois devant que d'y ajoûter de nouveau soulphre.

Pour faire l'esprit d'urine, excellent pour la Pierre, Gravelle, pour toutes obstructions, & toutes maladies, ausquelles est bon l'esprit de sel, beaucoup meilleur qu'icelui.

PRenez une livre de sel & six livres de bonne terre bien tamisée, mêlez les bien ensemble, & distillez par la retorte comme eau forte, vous n'aurez qu'un esprit foible. Mettez le caput mortuum à resoudre à l'air ; & prenez une autre livre de ce sel, que ferez dissoudre aussi à l'air, en liqueur ; puis prenez une livre de cette liqueur, que mettrez sur vôtre caput mortuum liquefié, & distillez-la à feu de degré, & vous aurez une livre de fort excellent esprit, lequel n'a pas besoin d'être deflegmé. Si vous distillez cet esprit sur oculi cancrorum, il sera encore bien meilleur pour la Pierre. Il sublimera un sel dans le col de la retorte, & une partie dans le recipient, lequel vous ôterez soigneusement, ferez resoudre à l'air, & deviendra huile rouge, duquel si vous écrivez sur une lame de cuivre, il y fera des traces blanches comme du mercure.

Pour

Pour faire l'esprit de verd de gris, excellent pour l'Epilepsie, la Rate & Colique, de Monsieur Boile.

DIstillez un esprit de verd de gris, puis rectifiez le une fois, il laissera quelques feces & terrestreitez metaliques derriere.

Prenez une part de cet esprit, & trois parts d'eau de fontaine : mettez cela sur de la litarge bien tamisée, autant qu'il en pourra dissoudre. Deflegmez cela au bain marye, & distillez au sable, & aurez un trés-excellent esprit & fort, sans accrimonie & aura un peu le goût douceâtre, comme en faisant le sel de nature : il est excellent pour les convulsions des petits enfans.

La doze est une goutte ou deux dans quelque vehicule convenable : mais à une grande personne, vous en pourrez donner dix ou douze, ou vingt gouttes.

Pour corporifier le sel d'esprit de vin, pour dissoudre l'or & en tirer la teinture de Monsieur du Clos Medecin.

PRenez de bon vin vieux, distillez en l'esprit & puis tout le phlegme, jusqu'à-ce qu'il y demeure une substance noire & visqueuse. Prenez cette substance noire, & mettez de l'esprit de vin dessus autant qu'il en faut pour tout dissoudre, digerez pendant sept jours, puis distillez premiérement au bain marye, jusqu'à-ce que tout l'esprit soit passé, ensuite au sable, jusques à sécheresse, & il y passera une huile ou esprit blanc comme lait, lequel Lulle nomme aqua secunda:

secunda : vous le recevrez à part & garderez soigneusement. Mettez sur le caput mortuum une bonne quantité d'esprit de vin pour le dissoudre tout, & digerez le sept ou huit jours : puis distillez comme devant, & mettez la liqueur blanche ou aqua secunda avec la précedente : reiterez cette digestion & distillation avec le même esprit de vin, tant de fois qu'il ne devienne plus de cette aqua secunda ou esprit blanc, & que le caput mortuum demeure fort sec : vous la mettrez entre deux pots à calciner deux ou trois jours, puis imbiber avec une deuxiéme partie de vôtre aqua secunda & digerez deux ou trois jours : ensuite distillez au bain marye, la liqueur passera insipide, laissant toute sa vertu dans la terre ; ajoûtez y nouvelle aqua secunda, & procedez comme devant, jusqu'à-ce que vous ayez imbibé tout vôtre aqua secunda : puis mettez sept parts de bon esprit de vin sur une de vôtre terre, & l'imbibez, digerez la deux ou trois jours, puis distillez au bain marye, la liqueur passera comme flegme : imbibez la terre avec six parts de l'esprit de vin, & faites comme ci-dessus : aprés avec une cinquiéme part, & puis avec une quatriéme, laquelle proportion vous continuerez, repetant l'imbibition avec une quatriéme part, jusques à ce que la terre n'en veuille plus prendre, & que l'esprit de vin en sorte aussi fort comme vous l'aurez mis. Mettez cette terre ainsi impregnée à sublimer pour vingt-quatre heures ou plus, faisant rougir le vaisseau sur la fin, & il sublimera un sel pur & blanc, lequel est le sel d'esprit de vin : tout ne sera pas encore sorti de cette terre ; c'est pourquoi il faut derechef l'imbiber avec de nouvel esprit de vin, jusqu'à-ce qu'elle n'en veuille plus prendre, puis
sublimer

sublimer comme devant : continuez cela tant
que ladite terre ne veuille plus corporiser de
l'esprit de vin, & alors c'est une terre inutile.
Prenez tous ces sels sublimez, & y mettez dessus trois fois autant de l'esprit de vin, & distillez les ensemble : c'est là le grand menstruë de
Lulle, qui dissout radicalement tous les metaux,
& l'or quand il est bien ouvert & calciné, & en
tirer la teinture essentielle de tout.

Quand vous aurez extrait la teinture de l'or
par le menstruë faites bouillir quelque tems le
corps restant dans l'esprit d'urine, & se resou-
dra en mercure coulant.

Esprit soulphreux ou de sel Armoniac, excellent pour les Ulceres interieurs de Monsieur Boile.

Prenez soulphre & sel Armoniac de chacun
cinq onces, chaux vive six onces : pulverisez
les chacun à part, & les mêlez ensemble dans
une cornuë, & distillez au feu du sable, donnant grand feu sur la fin. Vous aurez un esprit
très fort, lequel est admirable pour toutes les
playes & maux interieurs.

Pour volatiliser le sel de Tartre.

Faut prendre du sel de tartre bien blanc &
le faites dissoudre dans du vinaigre distillé :
puis filtrez & évaporez jusques à une pellicule ;
mettez y deux fois autant de sable blanc, &
les reverberez ensemble l'espace de douze heures
dans un vaisseau de terre non vernissé : prenez
ce sel reverberé, que ferez dissoudre derechef
dans du vinaigre distillé : filtrez & évaporez, reverberez & dissolvez tant que le sel de Tartre
soit

soit aussi blanc que neige. Prenez ce sel & le faites dissoudre derechef dans du vinaigre distillé, & le faites évaporer au bain, dissolvez encore jusqu'à-ce que le vinaigre distillé devienne acre & piquant : puis faites doucement secher ce sel & y ajoûtez son poids d'esprit de vin, les digerant ensemble & distillez à lente chaleur : puis remettez du nouveau esprit de vin & digérez. Continuez cela tant de fois que l'esprit de vin en sorte aussi fort comme quand vous l'y avez mis : ensuite faites les évaporer doucement : puis sublimez le sel par degré du feu, & le gardez soigneusement: il dissoudra l'or & tous les autres metaux.

Les belles vertus du sel d'esprit d'urine.

PRemiérement: il guerit tous cancers & nolime tangere, une dragme ou demi dragme étans dissoute dans le jus d'une herbe nommée jusquaime : il faut tremper du charpis dans cette liqueur, & l'appliquer sur le mal étant auparavant lavé de vin tiede.

Secondement: il guerit les loups des jambes, vieux ulceres pourris, caverneux ou fistuleux, ayant une petite seringue d'argent ou d'étain pour jetter l'injection dans le trou caverneux, & appliquant sur la playe avec un peu de charpis baigné dans cette liqueur.

Pour guerir les fiévres continuës, il faut dissoudre dans de l'eau de reine de prez bien lavée : puis faites boire à jeun, tant aux continuës qu'intermittentes.

Pour tous maux d'yeux, tout nuage, tachez, cataractes qui couvrent la partie cristaline de l'œil, l'œil, il faut diffoudre un pen de ce noble fel dans de l'eau diftillée de fraife, & en mettre dans les yeux foir & matin.

Contre la pefte, c'eft un fouverain, affuré & prompt remede, étant diffout dans de l'eau de fcabieufe ou de meliffe, & pris intérieurement, il eft auffi bon contre les poifons.

Pour les dartres, galles, & toutes maladies de la peau. Je croi que ce remede eft bon avec eau de plantin.

A une dent creufe, mettre un peu de ce fel: il guerit & chaffe la pourriture qui s'y engendre, il ôte & preferve des douleurs de la pierre dans les reins, pris au declin des Lunes, trois jours avant la nouvelle.

Grand Corroborant & Sudorifique.

FAites amalgame de l'or & mercure à la façon ordinaire, broyez la bien avec des fleurs de foulphre, puis mettez la fur les charbons, & en faites chaux d'or felon les regles de l'art.

Reïterez cette calcination deux ou trois fois; puis prenez cette chaux d'or pour la broyer avec deux fois autant de fel pur decrepité. Aprés mettez le dans un creufet, & couvrez bien, & l'expofez au feu de reverbere durant fix heures, où vous puiffiez augmenter le feu par fix degrez; mais prenez garde que le fel ne fonde. Quand il fera refroidi, prenez la matiére & la broyez bien, puis y mettez deffus de l'eau chaude pour diffoudre tout le fel. Aprés le filtrez & en remettez d'autre, faifant ainfi jufqu'à-ce que vous aurez feparé tout ce fel d'avec l'or, que fecherez & rebroyerez avec fon double pefant de fel préparé: crimentez le & procedez comme deffus,

fus, repetez cela sept ou huit fois pour le mieux, jusqu'à-ce que l'or devienne tout en poudre grasse : puis la crimentez avec double quantité de sel de Tartte, comme vous aurez fait avec le sel commun, & faites comme devant, reïterez cela trois ou quatre fois, le dulcifiant bien à chaque fois, puis étant bien sec, vous y mettrez le menstruë d'esprit de vin & d'esprit d'urine ci-aprés décrite, & il sera teint rouge comme sang en vingt-quatre heures : versez cela, & en mettez d'autre, jusques à ce que vous en ayez extrait toute la teinture, que distillerez dans une cucurbite à feu lent, tant qu'elle devienne en gomme, dont vous mettrez une dragme dans une chopine de vin d'Espagne, & en donnerez une cueillerée pour doze. Cela fait quelquefois suër vingt-quatre heures, tant la vertu de ce reméde est grande & puissante.

La maniére de faire le menstruë, est de mettre l'esprit de vin & d'urine dans une longue cucurbite qui ait l'emboucheure étroite, y ajoûtant sa chappe dans l'orifice, mais bien large par le corps, & ainsi distillez l'esprit de vin, lequel faut recohober sur le même esprit d'urine, jusqu'à-ce que le sel volatil en soit extrait.

Grande Medecine, par laquelle on a fait des cures admirables, & qui m'a été communiqué par un intime Ami.

VOus prendrez six dragmes d'argent, que ferez dissoudre dans la meilleure eau forte que vous pourrez trouver, justement la quantité qu'il faut pour la dissoudre, qui sera environ une once & demie. Quand vous verrez que tout sera parfaitement dissout sans feu, mettez y une amalgame

game faite à la façon ordinaire des Orfevres, d'une once d'or pur & deux onces de mercure, vous verrez d'abord faire un pelagus conturbationis : laissez vôtre matras sur une table, ou en quelqu'autre endroit, l'espace de quarante jours : vous verrez paroître plusieurs belles couleurs. Aprés les quarante jours passez, il y aura quelque chose de rude sur la superficie de mercure, qui croîtra de jour en jour. Aprés soixante jours en tout, vous verrez ce rude sortir comme des aiguilles & petites branches : quand cela ne s'augmentera plus, vous en verserez toute la liqueur : puis avec un morceau de verre, rompez & ôtez ces excrescences de la masse, & les broyez pour les reduite en poudre subtile, laquelle sera fort blanche : vous en donnerez vingt-quatre grains ou plus, selon la force & temperament de la personne dans une cerise ou autres confitures, de grand matin ou le soir en se couchant ; si vous les prenez la matin il faut tâcher de dormir aprés.

L'Auteur m'a dit, que cette medecine n'opére que sept ou huit heures aprés être prise ; quelquefois la premiére doze n'operera pas du tout, autrement qu'en fortifiant, & alors il en faut donner une seconde deux ou trois jours aprés, qui operera par selles, vomissemens ou sueurs, selon qu'elle trouvera la nature disposée. Elle guerit toutes les fiévres quartes ou autres, & fait des effets merveilleux dans les maladies même desesperées. De la masse vous pouvez tirer tout vôtre or & argent, sans en perdre plus que la huitiéme partie.

Sel Phisique, admirable pour toutes sortes de fiévres,
chaude, pourpreuse, pestilente, &c. Pour la pe-
tite verolle, rougeolle, dans tous leurs progrés, de-
puis le commencement jusques à la fin : preserve le
cœur des vapeurs chaudes & putrides, & purifie
le sang.

PRenez nitre & soulphre, de chacun une livre, camphre deux onces : mêlez les bien ensemble, & les jettez peu à peu dans une cucurbite de terre étant toute rouge de feu, laquelle
boucherez d'abord d'une brique bien ajustée, il
faut qu'elle ait deux bras, ausquels vous mettrez
deux ballons de verre pour recipiens, contenant
chacun environ deux pintes d'esprit d'urine, qui
attire les esprits & les ingrediens montans épais
par les deux bras. Quand tout sera refroidi, ôtez
la matiére fixée qui est demeurée dans la cucurbite,
& la broyez bien ; puis la faites dissoudre dans
de l'esprit d'urine commun. Etant filtré & congelé, vous le ferez dissoudre dans de l'esprit d'u-
rine accide qui étoit dans les deux ballons, &
qui est impregné de l'esprit des ingrédiens. Distillez & recohobez cela jusqu'à-ce que le sel ait
retenu tous les esprits qui étoient dans l'urine,
qui sera fort agreable, & n'aura point du tout le
goût de camphre. Faites dissoudre de ce sel à
discretion dans de l'eau de roses & de plantin,
de chacune deux onces, & une pinte d'eau de
fontaine, en un mot, autant qu'il en faut pour
rendre l'eau acide & agréable. Donnez à boire
de cela au malade trois ou quatre fois le jour,
& quand il aura soif.

Ce reméde a gueri la fiévre à des personnes
qui étoient prêtes d'en mourir.

La

La maniére de faire l'efprit d'urine eft telle :

Gardez les urines dans un vaiffeau huit ou dix jours, pendant lequel tems elles feront fermentées & putrefiées, puis diftillez fort doucement, & ce qui vient le premier eft l'efprit.

Quand il commencera à devenir infipide, ce que vous fçaurez en y goûtant, vous ceflerez, car toute la bonté fera paffée : ainfi vous aurez prés de la moitié de vôtre urine en bon efprit.

Teinture d'or excellente.

CAlcinez l'or avec les trois fels bouillis dans de l'eau, de la maniére qu'enfeigne Zuelfer. Quand l'eau en fera évaporée & que vous aurez un fel d'or, broyez le avec une fois autant de fleur de foulphre, puis mettez le dans un creufet au feu de reverbere : prenez la chaux d'or & la broyez derechef avec fleur de foulphre, & reverberez comme devant : continuez cette reverberation jufques à douze fois, & le reverberez beaucoup la derniére : aprés mettez fur la chaux un bon efprit de vin bien rectifié, & les digerez enfemble ; l'efprit de vin fera teint fort jaune, dont peu de gouttes pour doze ont fait de grands effets.

Huile de Perles, admirable pour la fanté & pour le Teint, du Docteur Farar.

VOus prendrez des perles en poudre, que mettrez en vinaigre diftillé : digerez au bain jufques à ce que toutes les perles foient diffoutes, puis faites évaporer tout le vinaigre : diftillez & adouciffez en lavant la fubftance de perles plufieurs fois en eau chaude, tant que l'eau en fortre te infipide ; lavez la matiére encore deux ou trois fois avec eau de rofes : Verfez deffus de la rofée de Mai, diftillée ou feulement filtrée ; enfuite diftillerez le tout faifant bouillir fortement : vous trouverez dans le recipient l'huile & l'eau que feparerez. Vous pouvez auffi mettre la matiére de perles, étant lavées dans le fumier du cheval, avec efprit de vin, l'efpace de dix ou douze jours, changeant deux fois de fumier pendant ce tems : puis ôtez en l'efprit & diftillez avec la rofée de Mai.

Mercure fublimé doux, avec un Mercure Lunaire, &c.

FAites une amalgame avec argent & mercure, faifant prendre audit mercure tant d'argent que vous pourrez pour avoir vôtre amalgame douce & butyracieufe Broyez bien cette dite amalgame feule enfuite avec le mercure fublimé corrofif, tant qu'il y ait huit parts de mercure fublimé fur fix de mercure coulant, qui eft l'amalgame, & le fublimez comme on a fait le mercure doux, il montera d'une maniére tout à fait differente de l'ordinaire ; car il y aura beaucoup de mercure monté paroiffant comme en gouttes, & plus des trois quarts de l'argent feront fublimez & l'autre quart fera demeuré au fond du fublimatoire, lequel vous pourrez reduire en argent, avec du regule d'Antimoine que ferez brûler avec nitre, & vôtre argent fera trés-pur. Ce qui eft fublimé fera tendre & mol : il le faut laver plufieurs fois en eau chaude, où il fera revivifié en mercure coulant, horfmis fort peu de terreftreité, de forte que vous aurez plus de mercure coulant, en convertiffant d'argent en icelui, que vous n'y en aurez mis, prenant le mercure coulant & celui qui étoit dans le sublimé. Il faut amalgamer ce mercure lunaire avec or, & broyer cette amalgame solaire, avec son pesant de mercure sublimé corrosif, & le resublimer en mercure doux, lequel deviendra plus dur & plus ferme que le premier, & sera sans admixtion de mercure coulant.

Cela s'est trouvé un admirable mercure sublimé doux, puis qu'il n'a point causé de salivaction, mais est toûjours diaphoretique. L'or ne diminuë pas de pesanteur, & par consequent, il n'en monte point avec le mercure, mais il lui communique ses vertus.

Teinture de Corail.

PRenez du miel & le déflegmez dans un bassin sur le feu, jusqu'à-ce qu'il soit épais comme de la poix: puis mêlez en une part avec deux dé sable, & le distillez dans une cucurbite, tant qu'il vienne clair au feu de sable. Quand l'huile sera prête à venir, vous cesserez & mettrez de cette eau distillée sur du corail en poudre, & en vingt-quatre heures vôtre esprit de miel sera teint d'un jaune foncé. Versez cet esprit teint, & en mettez d'autre, que digererez comme devant: continuez cela jusqu'à-ce qu'il ne teigne plus; puis mêlez vos extraits ensemble & filtrez; distillez en la liqueur tant que la teinture demeure seche, sur laquelle versez de bon esprit de vin, & digerez: il sera teint d'une couleur rouge foncée. Versez cela & en remettez d'autre, continuez tant que vous ayez extrait toute la teinture: puis filtrez l'extrait & distillez
l'esprit

l'esprit de vin ; remettez en d'autre sur la matiére restante, & continuez jusqu'à-ce que vous ayez la parfaite teinture , & qu'il n'y demeure plus de feces dans la solution. Vous aurez une teinture très rouge & transparente , dont la doze est vingt ou trente gouttes.

C'est un grand cordial , faisant tous les effets qu'une bonne teinture de corail peut faire , & particuliérement a été expérimenté en presque toutes les maladies de matrice.

Pour faire naître des Ecrevices.

VOus prendrez des Ecrevices bien lavées, faites les bouillir pour le moins deux heures dans une quantité d'eau suffisante de riviére : puis gardez cette decoction , & mettez les Ecrevices bouillir dans un alembic, & en distillez toute la liqueur qu'en pourrez tirer & la conservez à part. Ensuite calcinez les Ecrevices dans un fourneau de reverbere , & en tirez leur sel avec la premiére decoction : filtrez cela , & faites en évaporer l'humidité sur le sel restant. Vous verserez l'eau distillée, que mettrez en lieu humide pour putrefier , & dans peu de jours vous y trouverez des petits animaux qui se remueront, lesquels faut nourrir avec sang de bœuf, jusqu'à-ce qu'ils soient de la grosseur d'un bouton : puis les mettre dans un sceau ou cuvette remplie d'eau de riviére & du sang de bœuf , changeant l'eau & le sang tous les trois jours : & ainsi vous les pourrez faire croître & augmenter , jusqu'à-ce qu'ils ayent la même grosseur qu'auparavant.

 Casso-

Caffolette de l'Ambassadrice de Venise.

VOus prendrez quatre onces de benjoin, deux onces de storax, une once & demie de bois d'aloës, deux dragmes d'ambre gris, vingt-quatre grains de musc, une dragme de civette, vingt cloux de girofle, deux dragmes de canelle en poudre, les pellures de deux citrons de nature de cedres taillez mince, & sans le toucher: mêlez le tout ensemble avec de l'eau rose, & en faites une pâte avec la main, & ne vous en servez jamais sans eau rose, ou autre de senteur, ou en faites pâte avec de la gomme tragagante dans de l'eau rose, jusqu'à-ce qu'elle soit en mucilege, & formez en de petites tablettes.

Pastilles de bouche.

PRenez sucre fin tamisé une livre, ambre gris deux dragmes, musc une dragme & demie : pilez & broyez le musc & l'ambre avec un peu de sucre, y en ajoûtant peu à peu jusques à ce que le tout soit bien incorporé, faites pâte de cela avec eau de pepins de coins, qui se fait de la sorte.

Mettez tremper une once & demie de pepins de coins dans de l'eau claire, durant douze ou quinze heures, puis passez l'eau par un linge, laquelle sera gluante : formez-en des pastilles & le laissez secher à l'ombre, mettant un étamine par dessus de peur des mouches.

Pastilles de Roses.

PRenez trois onces de Benjoin, demie once de storax, une once de roses Aléxandrines avant qu'elles soient ouvertes, leur ôtant le blanc : broyez les roses à part, & le benjoin aussi avec le storax étans broyez : aprés vous prendrez bois d'Aloës, de l'ambre, sucre fin, civette, & petite poudre de Chipre qui soit bonne, de chacune demi quart d'once : broyez le tout ensemble & le mêlez. Vous tiendrez prête de la gomme tragagante mouillée en eau de senteur qui ne soit pas fort épaisse, mais comme l'empois, & la mêlez.

Pour faire la meilleure eau d'Ange.

PRenez un pot & demi d'eau rose, demie pinte ou un peu plus d'eau de fleurs d'oranges, vingt-cinq grains de musc, autant d'ambre, & autant de bois d'aloës, quinze grains de civette, quatre onces de benjoin, une once de storax, le tout bien pulvérisé sera mis dans un pot de cuivre bien bouché avec un couvercle de même, & force linges à l'entour, & le mettez bouillir dans un chaudron d'eau l'espace de trois heures : si vous y remettez la même quantité d'eau rose, & la moitié d'eau de fleurs d'oranges avec cinq ou six grains de civette, vous pourrez aprés de ce reste former pastilles, ou en faire cassolettes.

Pour faire un pomos, comme ceux qui se font en Espagne.

VOus prendrez demie livre de pâte préparée, qui est le benjoin abreuvé d'eau de roses odoriférantes , & exposez au Soleil durant six semaines , remuez deux fois le jour avec une espatule de bois , & nouvelle eau de roses ajoûtée à mesure qu'elle se séche. Broyez-la bien y mettant quatre grands cloux de girofle entiers, un peu de canelle bien pulvérisée, une once de storax aussi concassé avec le reste , demie once de la peau jaune des citrons coupées bien menu, demie once d'ambre gris , un quart d'once de civette , une once de poudre de parfum d'Italie , une once de poudre de roses , un gros de musc : mêlez bien le tout ensemble , & faites bouillir cela dans de la simple eau de roses ; ni en mettant que pour couvrir la matiére , jusqu'à ce que le tout soit bien incorporé.

Cette proportion servira pour huit pomos ; en s'en servant, il faut toûjours tenir le pomos couvert d'eau de roses.

Pour faire promptement, & à peu de fraix, un excellent Pomos qui sent fort bon.

GRaissez vôtre pot de cassolette , avec un peu de civette , autant que vous en pouvez prendre sur la pointe d'un coûteau , & versez là-dessus une bonne quantité d'eau de fleurs d'oranges , on y met ordinairement de l'eau de senteur de cardona , qui est distillée de toute sorte de fleurs odoriférantes. Mettez par dessus cela un peu de poudre de buccaros , alors allumez la lampe , ne manquez pas de l'entretenir toû-

toûjours d'eau fraîche de senteur, avant que ce
que vous y mettez soit consumé.

Pour faire une balle odoriférante.

VOus prendrez deux dragmes de benjoin, du
storax trés-pur, ladanum, de chacun une
dragme, écorce de cedres, des limons d'oranges le jaune seulement, fleurs de violettes, de
roses odoriférantes, de Romarin, santal rouge,
calamus aromaticus de chacun une dragme &
demie : cloux de girofle, cubebes, iridos de
Florence, de chacun deux scrupules : réduisez
tout cela en poudre, & faites pâte de la gomme tragagante trempée dans de l'eau de fleurs
d'orange ou de roses ; cependant chauffez un
peu un mortier, exposant le devant au feu :
versez-y une cueillerée ou deux d'eau de fleurs
d'oranges ou de roses, & sur cela mettez un
scrupule de civette, une dragme & demie d'ambre gris, & broyez bien le tout ensemble avec
un pilon un peu chauffé. Quand cela sera bien
incorporé, mettez-y un scrupule & demi de
musc trés-pur & le mêlez aussi, faisant tomber
dans la composition trente grains d'esprit ardent
de lilium convalium : quand elle est toute refroidie, alors mêlez toute ladite composition
avec la pâte précédente, les malaxant & paî-
trissant bien ensemble, & sur la fin y ajoûtez
dix gouttes de parfaite huile ou quintessence de
canelle, faite par distillation, & autant de quintessence de romarin. Formez cette matiére en
balles de la grosseur qu'il vous plaira, & les laissez secher à l'ombre.

L'odeur en sera plus suave & delicieuse si vous
n'y mettez point d'huile de romarin.

L 4

Par-

Parfum de Tabac.

VOus prendrez huile de muscade par expression une dragme & demie, six grains de musc,
dix grains de civette, huile de lavende, de canelle, de marjolaine, de chacune une goutte,
huile de girofle demie goutte, un grain de baume noir du Perou; ambre gris demie once. Il
faut broyer le musc & l'ambre gris dans un mortier de marbre, avec la moitié d'une amande
douce pelée, puis y mêler la civette & le reste,
& l'huile de muscade la derniére.

Ceci est fort bon contre le mauvais air, s'en
frottant sous le nez & aux tempes. Si on en
met gros comme une lentille dans une boëte à
moitié pleine de tabac, & d'autre tabac par
dessus, il fera perdre le goût de Tabac.

AUTRE.

FAut prendre musc, civette, de chacun six
grains, ambre gris, eau d'ange, de chacun
huit grains, sucre fin une dragme : broyez le
tout dans un mortier un peu chaud, on s'en sert
comme du précédent.

Parfum pour brûler.

FAut prendre demie livre de boutons de roses de
Damas, dont vous aurez ôté les blancs, du
benjoin en poudre trois onces, musc demi quart
d'once, autant d'ambre gris, & autant de civet-
tes. Mettez le tout en poudre dans un mortier,
& étant bien mêlé, mettez une once de sucre :
puis en formez des tablettes, que ferez secher au
Soleil ou à petit feu.

Secret

Secret pour réparer l'Ecriture éfacée de vieillesse.

PRenez des noix de galle, que mettrez tremper dans de l'eau pure l'espace d'un jour ou deux : aprés vous vous servirez de cette eau pour repasser sur les lettres : & les laver par où elles ne paroissent plus, ayant mouillé un linge dans ladite eau, dont vous en frotterez tout le papier, & aussi-tôt qu'il sera sec, les lettres sembleront aussi nouvelles & aussi fraîches, comme si on venoit de les faire à l'heure même.

Autre secret pour faire des lettres dorées sans Or.

PRenez orpigment une once, cristal fin une once : mettez les séparément en poudre, puis les mêlez bien avec du blanc d'œufs, & écrivez avec.

Autre pour faire des lettres argentées sans Argent.

PRenez une once d'étain ; vif argent ou mercure deux onces : fondez l'étain le premier & y versez le mercure, puis ôtez le du feu, & remuez jusques à ce qu'il soit froid & en poudre, laquelle faut laver plusieurs fois dans de l'eau chaude, tant que l'eau en sorte aussi claire comme quand vous l'avez mise : puis mêlez bien ladite poudre avec de l'eau de gomme, laquelle vous aurez mise auparavant tremper, & écrivez de cette eau.

Pour

Pour faire une couleur d'Or sans Or.

PRenez du safran en poudre , de l'orpigment jaune & luisant , le fiel d'un liévre , *celui d'un brochet est encore meilleur* : mêlez les bien ensemble , & mettez dans une phiole que cacherez dans le fumier de cheval pendant quelques jours : puis ôtez la & vous en servez.

Pour conserver du fruit toute l'année.

MEttez le fruit dans un vaisseau d'étain , & le soudez bien afin que l'air & l'eau n'y puissent entrer : mettez le dans une fontaine toûjours trempant dans l'eau.

Pour convertir en Eté l'eau en glace.

MEttez de l'eau bouillante dans une cruche toute pleine , & la bouchez bien , puis descendez la dans un puis , & qu'elle trempe dans l'eau quelques heures , retirez la , & vous verrez qu'il faudra casser ladite cruche pour en avoir la glace.

Pour convertir l'eau en glace en un moment , avec d'autre glace ou neige.

PRenez un bassin , & y mettez de la neige ou glace , puis prenez une bouteille nuë d'ozier & remplie d'eau ; ou une phiole si grande qu'il vous plaira , & la mettez dans le bassin qu'il faut mettre sur la flamme du feu , & vous verrez par antyperistaze , que le froid de la glace ou neige se retirera dans la bouteille & en congelera l'eau.

Si

Si vous mettez de la neige dans quelque vaiſſeau que ce ſoit, contenant une pinte, ajoûtant du ſalpêtre à la neige, & que vous mettrez ſur une table où il y aura de l'eau répanduë, remuant bien la neige & le ſalpêtre avec un bâton, le pot ſe gelera & s'attachera d'abord ſur la table.

Pour empêcher que le fer ne ſe rouille.

PRenez du plomb en limaille fort menuë, & mettez deſſus de l'huile d'olives aſſez pour le couvrir, & laiſſez ainſi neuf ou dix jours durant. Nettoyez bien vôtre fer en grattant & ratiſſant, puis le graiſſez avec ladite huile, & il ne s'enrouillera jamais.

Pour faire croître les cheveux.

PRenez trois cueillerées de miel, & trois poignées de petits filets de vignes, par leſquels les ſeps de vignes s'attachent & ſe tiennent aux échalas. Pilez les bien, & en tirez le jus, que mêlerez avec le miel : puis en lavez les endroits où vous voudrez avoir les cheveux longs & épais.

Pour ôter les cheveux & poils de quelque partie que ce ſoit.

FAut prendre les coques de cinquante ou ſoixante œufs, pilez les bien, & en diſtillez une eau, dont vous laverez ſouvent les endroits, où vous ne voudrez point avoir de poil.

AU-

A U T R E.

PRenez de la fiente de chat sechée & mise en poudre subtile, que mêlerez avec du vinaigre bien fort, & en oindrez les places que voudrez avoir rases.

Pour un cheval fourbu.

DEmi verre de jus d'oigons pilez, & demi verre d'eau de vie, donnez à boire à un cheval fourbu, l'ayant bien couvert, le fait suer & le guérit.

Pour la Pleuréſie.

QUatre ou cinq fientes de cheval tout frais, & les faites infuser dans du vin blanc l'espace de vingt-quatre heures ou douze seulement si le malade étoit pressé ; & lui en faites boire un grand verre, cela le fait fort suer & le guérit ainsi infailliblement quand il seroit à l'extrémité ; & pour avoir de ladite fiente fraîche, il ne faut qu'en frotter de la séche entre vos doigts & la présenter à sentir à un cheval & il fientera incontinent.

A U T R E.

LE blanc qui est au bout de la fiente des poules en quantité d'une bonne pincée ou le poids d'un écu, & le bûvez dans du bouillon.

Pour le mal de tête & migraine.

POrtez une Bague d'acier au doigt annulaire gauche.

AUTRE.

PRenez une ou deux feuilles de Sureau, autrement dit fouyé, & vous le mettrez fur le front, puis en frottez vôtre bonnet par deffus, & vous tenez le front appuyé fur le chevet l'efpace d'une demie heure, & vous ferez gueri.

Pour toutes coliques.

RAcines de confolida, & de figillum Salomonis, faites le fecher au Soleil puis les pulverifez, & prenez de chacune de ces poudres, la pefanteur de demie dragme dans du vin rouge, & vous guerirez.

AUTRE.

DE l'ardoife nette & qui foit pourrie, faites la rougir au feu, puis la retirez & la pilez en un mortier trés-fubtilement, & donnez une dragme de cette poudre au malade dans un demi verre de vin clairet, il guerira fur l'heure.

Pour mortifier la volaille.

FAites avaller une cueillerée de vinaigre au poulet que vous voulez tuer, & lui ayant tenu un peu de tems le bec fermé tuez le, & il fera trés-tendre.

Pour

Pour la Pierre.

PRenez bonne quantité de cosses de féves fraîches & les faites secher au four lors que le pain en est tiré & le pulverisez : mettez pendant une nuit infuser dans un demi septier de vin blanc deux dragmes de cette poudre, & le lendemain filtrez ce vin & le buvez à jeun & faites la même chose trois ou quatre jours à tous les deffauts de Lune : cela est si souverain contre la pierre qu'il la dissout peu à peu & guarantit d'être taillé, comme M. le Camus l'a éprouvé en sa personne depuis neuf ans qu'il fut sondé & tout prêt d'être taillé.

Pour la Migraine.

COupez le bras d'un crapaut & laissez le aller, aprés cela faites bien calciner ce bras sur une tuile, & qu'une personne sujette à la migraine porte toûjours cette poudre sur le cœur, elle en guerira pour toûjours en moins de trois mois.

Pour la supression d'urine.

LE fiel d'une Carpe avallé tout entier dans une cueillerée de vin ou bouillon, guérit les suppressions d'urine, comme M. Buillioud l'a éprouvé à ce que m'a raporté M. Tornier.

Invention nouvelle du blanc Tabac propre pour diver-
ses maladies, & que l'on peut prendre selon que je
dépeindrai ci-après : il fortifie la tête, & la mé-
moire, emporte les défluxions, ainsi que l'on appren-
dra en la manière suivante.

IL faut sçavoir avant toutes choses, que le Tabac commun que l'on prend aujourd'hui en fumée, est une chose fort dangereuse & nuisible, & qui est la cause de plusieurs maladies : car encore que le Tabac de soi-même, est une herbe fort souveraine, étant appellée des anciens, herbe royale, si est-ce pourtant qu'étant prise selon l'usage commun avec une Pipe de terre tirée en fumée par la bouche, c'est un poison fort dommageable : car un chacun peut aisément juger que l'huile Baume qui y entre est entièrement dissipé par le feu de la pipe, & que l'humeur n'attire rien à soi que ce qui ne vaut rien ; & qui trouble les sens & esprit naturel de l'homme ; ensorte que celui qui l'a pris en vient comme fol & insensé le plus souvent, principalement ceux qui n'y sont pas accoûtumez comme l'experience le témoigne. J'estime donc pour certain, que cette nouvelle invention ne vaut pas seulement mieux que la fumée du commun Tabac, mais qu'il est fort sain : & voici comme il faut prendre ce Tabac blanc.

Prenez un pot de terre de quelle forme qu'il vous plaira, & autant gros que vous voudrez, pourvû qu'il soit bien verni dedans & dehors & bien couvert : il faudra que le pot soit troué au milieu du ventre de trois ou quatre trous, où vous ficherez des petits tuyaux de la longueur d'un quart d'aulne : puis vous verserez dans ce

pot

pot environ la quantité de demi pot de vin, &
y mettrez des feuilles de Tabac meures & féchées une demie poignée, Betoine, Euphrafe,
feuilles de Rofes rouges la moitié autant que du
Tabac, Canelle un quart d'once, faut couper
les herbes menu ; & la Canelle & graine les piler enfemble : puis mettrez le tout dans le pot
fur un réchaut, où vous le ferez bouillir toûjours bien couvert : il en procedera une excellente & odoriferante vapeur par lefdits tuyaux,
laquelle en lieu de cette méchante fumée de Tabac commun, vous tirerez par la bouche & l'y
laifferez quelque tems, puis la jetterez dehors.
Il nettoye & purifie le cerveau, déféche les humeurs, fortifie la tête, guérit du mal de dents,
& toutes défluxions des yeux, des oreilles, &
de la bouche : il a encore d'autres vertus innombrables.

Emplâtre excellent pour toutes Ruptures de bras & jambes.

PRenez racine de Confolide qui fera féchée à
l'ombre une poignée, graine de Lin, co-
quille d'Ecreviffe, Fenu grec, Bol rouge
de chacun une once, le tout réduit en poudre
avec un blanc d'œuf, dont ferez un emplâtre,
& aprés que les os feront bien remis en leur
être, faut y appliquer cet emplâtre, & donner
au malade à boire ordinairement de la potion
vulneraire.

NB. S'il arrivoit qu'il s'y fift de l'enflure, il
faut prendre en ce cas de la Betoine brune que
ferez bouillir dans de l'eau fraîche, que vous
appliquerez fur le mal. Il eft auffi bon pour
toute enflure.

Autre

*Autre Reméde pour guérir toutes playes fraîches
en peu de tems.*

PRenez feuillès de Mauve & feuilles de Saule, de chacun une poignée, que pilerez,
& presserez le jus que vous appliquerez sur
la playe avec du linge. Cela guérit mieux que
plusieurs Onguents, Emplâtres ou Huiles qui
coûtent bien cher.

*Reméde pour faire sortir toutes choses, comme Bales,
Echardes, Fléches, Epines, pieces de fer,
& autres telles choses.*

PRenez graisse de Lievre quatre onces, pierre
d'Aimant demie once, poudre d'Ecrevisse
demie once, Consolide trois quarts d'once :
tout ce que dessus broyerez ensemble dans un
mortier jusques à ce qu'il devienne comme un
onguent, puis finalement vous étendrez sur une
peau de lievre, que vous appliquerez en forme
d'emplâtre. Cela tire tout dehors.

Reméde fort éprouvé contre la Gangrene.

PRenez demi pot de vin & autant de vin-
aigré, une once de Sabine, une demie once de Rhuë, demie once de galles, demie
once de Vitriol, une cueillerée de miel, que
ferez le tout bouillir ensemble jusques à ce qu'il
soit diminué des trois parts : puis l'appliquerez
tout chaud.

AUTRE.

PRenez Raves gelées que raperez & en appliquerez sur le mal.

AUTRE.

PRenez deux onces de Salpêtre, que ferez bouillir dans l'urine du malade, que vous appliquerez tout chaud.

Un autre Reméde trés-aßuré pour ceux qui ne peuvent retenir leur urine.

PRenez un poißon que trouverez dans le brochet, que vous sécherez & rendrez en poudre, & en prendrez par deux fois à jeun. Cela vous guérira.

Excellent Reméde pour toutes Rompures ou deſcentes de boyaux, & pour les petits Enfans.

PRenez le cœur de quatre Taupes qui ont été prises au mois de Mai, que vous laverez bien avec eau-de-vie & les sécherez, puis les reduirez en poudre, dont vous en donnerez tous les matins à un enfant, & à un vieillard deux avec de l'eau de canelle, puis faudra jeûner une heure aprés.

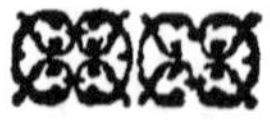

Reméde contre le décroît du corps, c'eſt à dire, lors qu'à vûë d'œil on voit l'homme décroître & ſes membres s'affoiblir.

PRenez un pot de terre neuf ſans être verni, lequel vous oindrez par dedans de miel frais , puis vous l'enterrerez dans un nid de fourmis. Il faut mettre ſur ledit pot une couverte qui ſoit trouée de petit trous, afin que les fourmis y puiſſent entrer & ſe prendre au miel : il faudra aprés ôter & mettre les fourmis & le miel en un autre vaiſſeau , où vous verſerez de bonne eau-de-vie qu'elle paſſe par deſſus le miel & ſes fourmis , que vous laiſſerez quelques jours au chaud, puis le diſtillerez du commencement aſſez lentement juſques à ce que l'eau-de-vie ſe conſume , puis aprés le preſſerez mieux, il faut garder la derniere eau pour s'en ſervir comme s'enſuit : que celui qui décheoit de la ſorte & qui décline à vûë d'œil , qu'il prenne toutes les ſemaines trois ou quatre fois à jeun une cueillerée de cette eau diſtillée avec un peu de pain rôti , puis jeûner une heure , il verra qu'il reprendra avec l'aide de Dieu , de jour en jour accroiſſement.

Pour toutes ſortes de fiévres ſoit quotidienne, tierce ou quarte. Reméde aſſuré , inconnu & ſecret.

PRenez Sauge une bonne poignée, une Muſcade qui ſoit groſſe & peſante , fleurs de muſcade autant que la muſcade peſera , un Ecreviſſe en vie , vous mettrez le tout dans du vin blanc, juſques à ce qu'il paſſe un travers de doigt par deſſus ; le bien boucher & le laiſſer

M 2

ainſi

ainſi toute la nuit , & le matin le paſſer , & puis le boire ainſi à jeun, & ſuer aprés, & puis en refaire trois ou quatre matins, comme il a été dit. Cela guérit la fiévre certainement, ſeulement ſi le malade ſe garde de dormir lors que la ſueur le prendra. Il y a une perſonne fort conſiderable de mes amis qui en a fait l'experience, & en eſt guéri.

Un autre Reméde pour le même mal.

PRenez des vers de pluye ou de terre, les plus gros ſont les meilleurs, principalement ceux du mois de Juin : il les faut mettre dans une phiole, & les laiſſer neuf jours au Soleil, & en un lieu que la nuit la lune puiſſe donner ſa lueur deſſus , & le neuviéme jour on trouvera une huile dans la phiole , duquel vous oindrez les paumes des mains de celui qui a la fiévre , lors que le froid le veut ſaiſir : vous verrez que dans un peu de tems la fiévre le quittera. On peut auſſi , comme j'ai déja dit ci-devant , prendre une ou deux cueillerées à jeun du jus de racine de Sambuc, ou de l'écorce ſeule, ou avec un peu de vin , & ſe comporter comme en d'autres purgations ; par ce moyen le phlegme ne ſortira pas ſeulement, mais le fiel , comme un chacun qui en uſera le pourra ſçavoir par experience.

Reméde pour ceux qui ont perdu l'ouïe, & pour
guérir la douleur des oreilles.

PRenez de l'huile de Soulphre qui vient de Schmakolden , duquel en mettrez deux ou trois gouttes ſur du cotton, & aprés le mettrez dans l'oreille, & ce pendant quelques jours & toûjours

jours à jeun, cela ôte la douleur & redonne l'ouïe. Ce reméde paroît chetif & abject, mais il est pourtant de grande vertu & effet : car plusieurs hommes, femmes & enfans que je pourrois bien nommer, en ont été guéris qui étoient sourds dés l'âge de dix ans.

Pour faire passer la noirceur des dents.

PRenez du Tartre & du sel, autant d'un que d'autre, que rendrez en poudre, & aprés s'être bien lavé les dents, les faut froter avec de ladite poudre le matin à jeun & le soir s'allant coucher, il se faut garder de vinaigre & viandes chaudes.

Pour faire sortir les dents aux petits Enfans sans douleur.

PRenez un coq duquel vous couperez avec des ciseaux un peu de la crête & du sang qui en sortira, vous en frotterez les gencives de l'enfant une fois ou deux au plus. C'est un reméde éprouvé.

Pour promptement guérir le mal des levres.

PRenez une cueillere de bois dont on se sert à la cuisine pour le pot, la plus vieille est la meilleure, vous la tiendrez devant le feu, jusques à ce qu'elle soit bien chaude, il en sortira une graisse dont vous oindrez les levres, & infailliblement il guérira.

Re-

Reméde experimenté pour faire paſſer les rougeurs du viſage.

PRenez demie chopine d'eau-de-vie , où vous mettrez des fraiſes autant qu'il y en pourra entrer , & que la phiole ſoit bien bouchée avec une peau de veſſie , laquelle vous mettrez huit jours au ſoleil , puis la paſſerez par un linge , puis de nouveau y mettrez derechef des fraiſes comme la premiere fois , finalement y ajoûterez demie once de Camphre , il eſt trésconſtant qu'en ſe lavant tous les matins à jeun la face de cette liqueur , elle guérit infailliblement.

Pour les chûtes des lieux fort hauts.

IL faut prendre un coq & lui couper avec des ciſeaux une piece de la crête , & recevoir le ſang qui en ſortira , & le faire boire tout chaud au malade qui reprendra un peu de ſentiment , s'il n'eſt tout à fait mort, aprés quoi recoupez une autre piece de ladite crête , & lui refaites boire ce qui viendra encore de ſang , & reïterez tant qu'il n'y ait plus de crête ; laquelle étant d'un gros coq fournira bien trois ou quatre cueillerées de ſang , qui donnera tant de vigueur & de force au malade qu'il ſera en état de s'allér faire penſer.

Pour l'Epilepſie

CReuſez une avelaigne , la rempliſſez de mercure , & la portez penduë au col , l'ayant bien bouchée avec de la poix reſme ou cire d'Eſpagne.

Pour rompre le fer.

PRenez eau forte, esprit de salpêtre & de vitriol, partie égale, & aprés avoir bien frotté le barreau que vous voulez rompre avec du jus de l'herbe dite *éclaire* ou *chelidonium majus*, & l'avoir entouré de cire pour retenir vôtre eau forte ; jettez les dedans avec une once de mercure, & aprés que le mercure sera dissout donnant un coup contre le barreau il se rompra.

Reméde pour les pieds gelez.

PRenez seulement quelques Raves qui soient bien gelées, que cuirez dans de l'eau, puis baignerez vos pieds dedans ce que reitererez diverses fois & guérira.

Autre Reméde pour toute sorte de membres gelez.

PRenez suif de Cerf, moëlle, de la Cire vierge, de chacun demie once, huile d'olive demie once, dont vous ferez de tous ensemble un onguent, & vous oindrez les membres gelez.

La veritable composition de l'Orvietan, ou composition Antidotaire, plus excellente que la Theriacque.

MIel une livre.
Sirop de limon quatre drag.
Sucre fin demie livre.
Eau Theriacal une liv.

Tout étant fondu ensemble, ajoûtez ce qui suit.

RACINES.

Angelique une once.

Coraline une once.
Tormentille demie on-
ce.
Scorcionaire une once.
Raphane une once.
Dictame blanc une once
Pirette deux dragmes.
Toutes ces racines doi-
vent être mifes en
poudre & tamifées,
& celles qui fuivent
doivent auffi être re-
duites en poudre &
non tamifées.
Gentiane une once.
Biftorte demie once.
Ariftoloche ronde de-
mie once.
Ariftoloche longue une
once.
Calamus aromat une
once.
Ofmonde royale demie
once.
Enula campana une
once.
Macis une once.
Efquine demie once.
Nenuphar une once.
Zedoire demie once.
Poivre long demie
once.
Cloux de Girofle ou
fon huile une once.
Canelle deux onces.
Mufcade demie once.

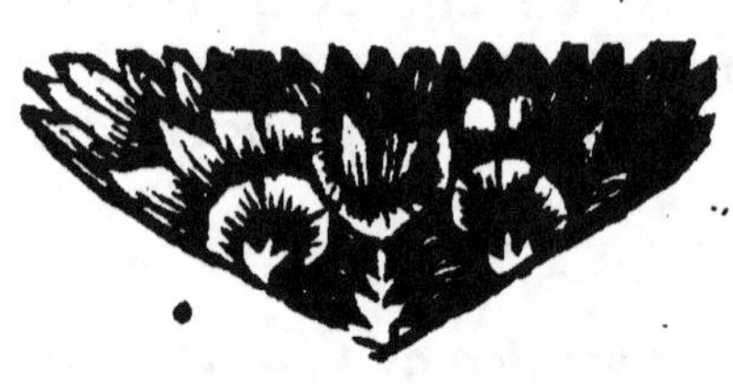

SECRETS
POUR CONSERVER
LA BEAUTÉ
DES DAMES.

Eau pour ôter les taches du visage.

AYez fleur de seheu, fenouil & rhuë, autant d'un comme d'autre, faites en eau distillée, lavez vous en, & vous verrez l'effet merveilleux.

Eau rare à faire les mains & la face trés-belles.

PRenez feuilles de lis blanc, & les distillez en vaisseau de verre ou de plomb à petit feu, puis prenez sandal blanc, & le laverez trés-bien, mettez-le tremper en ladite eau, l'y laissez tant qu'il soit bien enflé, aprés pour chacune once de l'eau susdite, mettez demie once ou trois quarts de mastic bien lavé & séché, puis toutes choses mêlées ensemble, la mettrez distiller par le bain, en appliquant à la bouche de l'alembic un peu de musc si la voulez avoir de bonne senteur, puis vous aurez une eau trés-noble, connuë de peu de personnes jusques à present.

Pour

Pour faire les dents blanches.

PRenez des limons , & faites eau diſtillée ,
d'icelle lavez vos dents . car elle eſt trés-par-
faite, ou ſi vous n'en voulez faire eau , prenez
le jus , car il eſt bon , mais l'eau meilleure ,
d'autant qu'elle eſt plus agreable , pourvû qu'elle ne perde ſa force en la diſtillant.

Pour le même.

AYez tartre & la mettez dedans un vaiſſeau
de marbre , & l'étoupez diligemment , puis
l'enterrez , & le laiſſez demeurer là juſqu'à tant
qu'il ſoit venu en eau , puis le tirez dehors , &
en frotez les dents , & elles deviendront belles ,
prenez auſſi l'eau qui tombe au commencement
de la diſtillation du ſel nitre & alun , & en frotez les dents, ſi vous prenez auſſi une racine de
mauves , & qu'avec icelle vous les frotiez tous
les jours , elles deviendront luiſantes & belles ,
ſans gâter la gencive , ſi vous prenez auſſi une
croûte de pain de froment & la faites brûler
tant qu'elle ſoit comme un charbon , puis l'ayant
miſe en poudre , en écurez vos dents , & les
lavez aprés d'eau fraîche , ſoit de puits ou de
fontaine , elles deviendront blanches , car c'eſt
choſe expérimentée.

Pour ôter les taches du viſage.

PRenez deux onces de ſuc de limon , & deux
onces d'eau roſe , deux dragmes d'argent ſublimé & auſſi autant de ceruſe , & mettez tout
enſemble , faites en maniere d'onguent , & en
oignez

oignez le visage au soir quand vous irez dormir,
& au matin quand vous vous leverez oignez-le
de beurre, cela est éprouvé.

Pour le même.

AYez la glaire d'un œuf, & la battez tant
qu'elle devienne en eau, puis prenez deux
onces de cette eau, & demie once de ceruse,
deux dragmes de vif argent, & une dragme
de camphre, mêlez tout ensemble, puis en oignez le visage.

Pour le même.

PRenez quatre onces de vitriol, & trois onces de salnitre, & une once d'écailles d'a-
cier, & distillez le tout ensemble en y ajoûtant demie once de camphre, & vous lavez le
visage tous les jours.

Pour faire une eau qui ôte les taches du visage, & le fait beau & luisant.

PRenez un pigeon blanc, & le plumez, puis
lui ôtez les entrailles : c'est à sçavoir les
boyaux, & lui coupez la tête & les pieds, puis
prenez trois bonnes poignées de frassinel,
deux livres de lait, & trois onces de crême de
lait, six onces d'huile d'amandes douces, qui
soit frais, puis mettez tout ensemble, & le distillez en un vaisseau de verre, lavez de cette
eau tous les jours le visage & les mains, ils seront
toûjours blancs, mols, & sans aucunes taches,
tout ainsi qu'en plein Eté.

Pour

Pour faire savon qui embellit les mains.

AYez une livre de savon Venitien, deux onces de sucre rouge, demie once de gomme draganti, mettez-les en infusion en eau, puis les y laissez un jour ou plus, comme il vous plaira, puis prenez du savon graté, mettez toutes ces choses en un petit chaudron, & les mêlez trés-bien d'un bâton tant qu'il devienne comme colle, lavez-vous en aprés les mains, & vous en verrez un bel éfet.

Pour faire une autre eau qui embellit le visage.

PRenez glaire d'œufs, & en faites eau distillée par l'alembic, d'icelle lavez-en la face tant que vous voudrez.

Pour faire une eau qui fait la face blanche & luisante.

SI vous prenez lait d'Anesse, coquilles d'œufs, faites eau distillée, & vous en lavez le visage, il sera blanc, beau & luisant.

Eau pour faire la face vermeille.

FAut prendre la jambe d'un bœuf ou veau, c'est à sçavoir du genouil en bas, lui ôter la peau & les ongles, puis rompre tout le reste en pieces, c'est à sçavoir les os, les nerfs, & la moële, puis le distillez, & vous lavez de cette eau au matin.

Eau trés-bonne pour faire ressembler le visage comme à l'âge de vingt ou vingt-cinq ans.

AYez deux pieds de veau & les mettez cuire en dix-huit livres d'eau de riviére, tant qu'elle soit moitié consommée, puis y ajoûtez une livre de ris, & le laissez cuire avec de la mie de pain blanc de chapitre détrempée avec du lait,

deux

deux livres de beurre frais , & la glaire de dix
œufs frais , avec leurs écailles & peaux , mettez toutes ces choses à distiller , & en l'eau que
vous en distillerez mettez-y un peu de camphre,
& d'alun sucarin , & vous aurez un secret noble
par excellence.

Eau pour embellir la face , & autres parties.

PRenez borax blanc deux onces , alun de roche une once, camphre deux dragmes, alun
de plume , alun écaillé de chacun une once pulverisé , chacun à part soi , puis l'incorporez
tous ensemble , & puis les mettez en quelque
grand vaisseau plein d'eau de fontaine , lequel
vous couvrirez , & serrerez trés-bien d'un linge
& le mettrez au feu l'espace de deux heures ,
puis aprés l'en avoir retiré , & qu'il sera refroidi , mettez-le en un autre vaisseau , prenez la
glaire de deux œufs pondus du jour même , &
la battez bien avec un peu de verjus : puis la
mettez au vaisseau avec l'eau , & laissez le l'espace de vingt jours au Soleil , & aurez une
chose parfaite.

Pour faire un trés-beau lustre pour les Dames.

AYez un grand limon & faites un pertuis par
dessus , par lequel vous ôterez du dedans la
grosseur d'une noix, puis le remplissez de sucre candi avec quatre ou six feuilles d'or , & le recouvrez
de la piece que vous en aurez ôtée , la recousant
avec une éguille, de sorte qu'elle soit bien attachée,
puis mettez ledit limon cuire sur la braize la coûtu-
re dessus, & à mesure qu'il commencera à bouillir,
tournez-le souvente-fois , tant que vous le verrez
suer quelque tems , puis l'en retirez quand vous
voudrez en user , mettez un doigt au trou qui
étoit recousu , & vous en frottez la face avec
quelque linge bien délié , ce sera chose exquise.

Pour

Pour ôter les taches du visage.

PRenez farine de Lupins, fiel de chevre frais, jus de Limon, Alun Succarin, incorporez bien tout ensemble en forme d'onguent, puis en oignez au soir le lieu où sont lesdites taches & guérirez incontinent, c'est chose bien experimentée.

Pour faire Eau de Melons blancs, laquelle fera une belle chair.

PRenez Melons blancs bien nettoyez de leur écorce, & les taillez par pieces épaisses d'un doigt, y laissant tout le milieu : puis prenez les choses suivantes, Alun succarin quatre onces, Argent vif, rompu amorti une once, Alun de roche brûlé une once, porceletes deux onces, Terbentine lavée une livre, douze œufs frais étampez avec leurs écailles, Limons blancs taillez par piéces, autant que vous voudrez, Sucre quarante onces, avec une phiole de lait de Chevre, & une de vin blanc, puis emplir l'alembic desdites choses, mettant rangée sur rangée, comme avons dit de l'eau susdite, donnez lui aprés un petit feu, puis en gardez l'eau en une fiole, laquelle sera excellente pour laver la face, ainsi se fait aussi l'eau d'Anguaria, & des sommets de fleurs de feves & de mauve, & des fleurs de lambruche ou vigne sauvage, & autres telles choses.

Pour faire une eau qui rende la face blanche.

PRenez litarge d'argent, broyez-en pour deux sols, & le mettez dans un vaisseau avec du fort vinaigre blanc, puis le faites tant bouillir qu'il se diminuë de la hauteur de trois doigts, laissez-le reposer, puis le coulez & le gardez : encore est bon du lait & du jus d'orange mêlé avec huile de tartre.

Eau

Eau admirable & trés-facile à faire pour embellir le visage, mais il faut se servir de la saison.

IL faut cueillir de l'orge quand il est encore en lait, que le grain n'est pas formé dedans ni épaissi, & de ces grains avec du lait d'ânesse, aprés être broyez dans un mortier, faites le tout distiller au bain marye, & lavez de cette eau le visage, c'est un secret éprouvé & fort innocent, mais cette eau ne se peut faire qu'une fois l'année.

Eau pour blanchir le visage.

PRenez litarge, mastic, olibanum, colophine, autant de l'une que de l'autre, broyez tout ensemble sur le marbre, & les détrempez avec de trés-bon vin blanc bien odorant, tellement que le jus soit bien clair, & le mettez à distiller en un alembic de verre, & que tout se distille jusques aux ordures séches, & recevez l'eau en une fiole de verre, & oignez vous en la face quand vous vous irez coucher, elle la blanchira, tellement que par nul autre lavement elle ne s'en poura aller.

Vin pour la face.

VIn pour la face, qui est l'ornement des femmes, se fait ainsi : Prenez bresil & alun sucarin, broyez les & les mettez en vin rouge, & faites bouillir jusques à ce que les six parties du vin revienne à une, & quand il sera froid, que la femme mouille dans une piece de coton, & s'en lave là où il lui plaira.

Autre secret fort excellent & fort aisé.

L'Eau du jus de limons distillée à l'alembic de verre au bain marye, est singuliére pour embellir le visage.

Autre

Autre secret fort aisé.

L'Eau distillée de pommes de pin toutes vertes ôte les rides du visage en le rajeunissant.

Autre secret éprouvé pour faire le visage beau.

IL faut couper un melon en pieces, & avec une poignée de racines de pied de veau, & demie livre de jus de limons, & une livre de lait de chevre, mettez tout dans un alembic de verre, & le faites distiller à bain marye, l'eau en est excellente & merveilleuse.

Autre secret pour le visage, admirable & éprouvé.

PRenez demie douzaine de citrons & les hachez en pieces, les infusez dans une pinte de lait de vache, avec une once de sucre blanc, & autant d'alun de roche, & distillez le tout au bain marye, & le soir frottez-vous en le visage.

Autre secret expérimenté.

PRenez deux livres & demie de pain blanc, des roses blanches, des fleurs de lis de Nenuphar, & féves de chacune une poignée, demie douzaine d'œufs, le blanc seulement, & une livre de lait de chevre, le tout distillé à l'alembic de verre.

Autres secrets particuliers pour blanchir le visage.

PRenez blanc de corne de ris deux livres, de blanc de plomb demie livre, des os de seche deux onces, encens, mastic, & gomme arabic, tout cela mis en poudre, & puis détrempez vos poudres en eau-rose ou eau de lis & la mettez dans une fiole, & trempez un linge dont vous frotterez le visage le soir & le matin, avec un morceau d'écarlate.

Fin du Premier Tome.